五木寛之

シン・養生論

GS
幻冬舎新書
685

シン・養生論　目次

I　常識の壁を越えて　9

I 常識の壁を越えて

私の体験的養生論

恥ずかしながら二〇二二年の秋、90歳になった。「恥ずかしながら」というのは、恰好つけでも謙遜でもない。正直なところ雑駁《ざっぱく》な人生だったと率直に思う。古い言葉ではそういうことを「馬齢《ばれい》を重ねる」などと言った。馬に失礼な気がするが、なにか故事来歴があるのだろう。

しかし、両親を早く失った私にとって、長生きは、彼と彼女（両親のこと）にとっての供養だという気持ちもあったのだ。

人生五十年とかいうが、私の母は40代で世を去った。敗戦後の北朝鮮で、薬一服、注射一本受けさせることもできずに見殺しにした。父親も引揚《ひきあげ》後、不遇のうちに死んだ。

母親は一度は東京へいってみたい、と言っていた。父は奈良・大和での全国剣道大会に出場するのが夢だった。二人ともその夢はかなわなかった。だから私は無理を承知で上京し、弟の墓を斑鳩《いかるが》につくった。

私は少年の頃から大志を抱いたことがない。ひそかに期していたのは、両親より一年でも長く生きる、ということだった。

しかし、私は子供の頃から、どちらかといえば体の弱いタイプだった。

「この子は腺病質《せんびょうしつ》で」

と、母親が言っているのを聞いて、そうか、自分は腺病質なのだ、と思い込んだものである。「腺病質」というのがどんなものかはわからなかったが、なんとなく長生きできない体質のように思いこんでいたのだ。

当時は戦争の季節だった。お国のためにこの体をささげよう、中学2年になったら少年兵に志願して一日も早く戦場に出るのだ、と誰もが思っていた時代である。

そのためには体が丈夫でなくてはならない。腺病質といわれているようでは非国民だ、と本気でそう思った。

私が体に関心を持つようになったのは、その頃からである。いろんな本を読みあさって、身体鍛錬法、健康法などを試みる変な子供だった。

父親は一時期、岡田式といわれる健康法に凝《こ》っていた時期がある。岡田式静坐法といえば、かつて、一世を風靡した流行だったのだ。

私も父親のうしろに坐って正座し、呼吸法を実践した。変な小学生だったと思う。

『碧巌録《へきがんろく》』の通俗解説書を読んで「心頭を滅却すれば火もまた涼し」という言葉

をみつけ、精神統一したつもりでロウソクの火に指をかざして火傷《やけど》したこともある。

今にして思えば、私はずいぶん変な子供だった。

まだ小学校にも上がらない頃、大人に年をきかれると、「満5歳です」と、偉そうに答えていた。当時は「数《かぞ》え歳《どし》」といって、生まれた時から1歳と数えるのが普通だったのだ。呼吸法もそうだが、人間の「からだ」というものに、少年の頃からひどく興味があった。

当時、寄席の講談を活字にして本を出版するのが流行《はや》っていた。そのなかに出てくる伊賀や甲賀の忍者にものすごく興味をおぼえた。水遁《すいとん》の術とか火遁《かとん》の術とか、いろいろ熱心に研究してためしたりしたものである。

両手で印を結んで、気合をかける。本の中の忍者は、それで姿が見えなくなるのだ。印を結び、呪文をとなえて、台所の母親に、「見える？」と聞く。「見えるよ」と言われると、ひどくがっかりした。母親は私の忍者熱を知っているので、「まだ修行が足りないね」と、なぐさめてくれたものだった。

そのほか、いろんな身体的訓練に夢中になった。当時、空襲にそなえて家々の門口にあった防火用水槽に顔をつっ込んで、どれだけ長く息を止めることができるかを、毎日、鍛錬したこともある。仲間の子供たちと「息の止めっこ」をして、負けたことがなかった。私は今でも、１００秒以上は楽に呼吸を止めることができる。それを自慢して、実演してみせることがあるが、これも子供の頃の修行のたまものだろう。

子供の頃の私の遊びは、苦しんでやる身体的訓練ではなかった。ただひたすら好奇心から発する遊びだったのだ。その感覚は今でも変わらない。体は変えることができるし、育てることも可能だ。身長を伸ばそうなどというのは無理だが、姿勢は変えることができる。体重もそうだし、歩く歩幅も変えられる。人間の体は、信じられないほど加削性に富んでいるのだ。

私は今でも古風なコクヨの400字詰め原稿用紙に、万年筆で原稿を書いている。編集者にとってみれば面倒な作家だろうが、これはもう仕方がない。

しかし、右手だけで原稿を書くというのは、どう考えても不自然な作業だ。自然に首から上が片方にかしいでくるし、手も疲れる。背骨も曲がってくる。

鏡に映る姿を観察する

裸になって全身を鏡に映してみることがある。風呂に入る前と後と、ごく自然にそうするのが習慣になっているのだ。

何十年もそんな事をくり返していると、自分の体の現状がいやでも確認できる。文字通り赤裸々な現実である。

私はもともと頑健な体格の持主ではなかった。どちらかといえば貧弱な体格である。昔ならさしずめ徴兵検査では丙種合格と判定されたにちがいない。

身長1メートル67センチ、体重55キロ、というのが、私の20歳のときの数字である。

現在90歳の数字は、身長1メートル65センチ。２センチ縮んだ。

私は今も何十年か前に作ったズボンをはいているが、裾が靴にかぶさって、みっともないことおびただしい。要するに加齢とともに人間の体も縮むのだ。２センチならまだいいほうかも。

体重のほうは、ほぼ55キロ台を維持している。朝晩、風呂に入る前に体重計に乗って、メモをつけているのだが、ほぼ54キロ台から55キロ半ばのところを維持している。

50代のころ、一時期、60キロをこえたときもあったが、この二、三十年間は大学生時代の数字で推移しているのは有難い。

体重は体調のバロメーターだと私は勝手に思ってきた。1キロ台ならともかく、急激に2キロも減ったら、何か問題が生じたと思うべきだろう。

さて、鏡に映ったおのれの姿を、まざまざと眺めて、毎回、苦笑を禁じえない。筋肉は薄く、下半身が短い。しかもO脚である。見るからに貧相な体形だ。しかも、体の中心線が、かしいでいる。背骨が曲がっているのだろう。髪の毛も薄くなり、頭頂部も地肌が透けて見える。

なんという醜悪な肉体だろう。

この矮小短軀《わいしょうたんく》な身体が自分なのだ。いやでもこの体と共に当面は生きていかなければならない。

しかし、と、無理をして思う。巨大なレスラーや見事な筋肉をもったアスリートといえども、机の前に釘づけになって、身動きもせず、8時間、いや時には12時間以上も原稿を書き続けることが可能だろうか。三日三晩徹夜して一篇の短篇を仕上げる作業に耐えうることができるだろうか。

私はこの貧弱な身体をもって、夕刊紙の連載を五十年近く、日々書き続けてきたのだ。

健康と長生きとはちがう。

しょっちゅう体調を崩しながら長命の人もいる。頑健な肉体をもちながら短命な人もいる。

たとえどんなに貧弱な体でも、私は長く生きるほうがいい。

なぜ長く生きたいのか。

人にはさまざまな願いや希望、抱負や執着があるだろう。私の場合、長く生きたいと思うのは、外界というか世界というか、この世界の驚くべき転変を、この目で見、この肌で感じたいからだ。私たちの生きている世の中や、時代は、目まぐるしく変化する。ことに現代はそうだ。思いもよらなかった変化が、日々発生する。

私が一九五二年に19歳で上京したときは、福岡（博多）から東京まで24時間かかった。それが今では6時間、飛行機だとあっという間に到着する。

街頭テレビが出現したとき、どれほど驚いたことか。それが今ではウクライナの戦況を居ながらにして見、サッカーW杯の勝敗を同時に目にすることになった。

米ロ二大覇権国の盛衰とその行方は？　そして人口激減の一途をたどるこの国はどこへいくのか？　地球は本当に温暖化するのか。月面世界の支配権はどうなるのか。

それはひとことで言えば、ヤジ馬根性ということだろう。あらゆる事に関して私はヤジ馬にすぎない。しかし、その無責任なヤジ馬意識こそが、私の生きる理由になっているのだ。

思えば私は生来のヤジ馬だった。群衆の背後から爪先立ってキョロキョロしている無責任なヤジ馬である。見たい、知りたい、そのことだけが私の生きる理由である。

明日は何が起こるか。明後日は？　好奇心というほど知的なものではない。ただ予想もしなかった出来事がおこるのを見たいのだ。

そのために、一日でも長く生きていたいと思う。もう十分生きたではないか、と笑われそうだが、きょう、今、この先が見たい、知りたいのである。一日でも長く、この濁世《じょくせ》に止まっていたいのだ。私は一箇の目玉として生きている。

後期高齢者の期限は、もうとっくに過ぎた。しかし、それでも私の好奇心は増すばかりである。

今年は驚くほどの出来事が連続して起きた。来年はどうだろう。一日でも長く生きて、それを見たい。知りたいと思う。そしてそのためには、とっくに耐用期限を過ぎたこの貧弱な体をなんとか維持しなければならないのだ。

知ってやるのは、おのれの体質

私はふだんあまり酒をのまない。あまりというのは、ほとんどという意味である。

私が新人の頃は、酒をのまない奴は作家ではない、みたいな風潮がまだ残っていた。「文壇酒徒番付」などという催しが毎年あって、相撲の番付表のようなものが発行されたりしたものである。

私も時には番付表に名前がのることもあったが、それはまあ、当時は無理して酒席に顔をだすこともあったからだろう。当時、文藝春秋の文芸局長だったKさんにつきあって、水割を15杯飲んだのが記録だった。飲めば飲めるのだが、アルコールが体質に合わない、というのが事実だろう。

和食のときには、盃で2、3杯くらいはチビチビなめる。そして、たしかに旨いと思う。

ワインも1杯ぐらいはいただく。コンビニで買ってきたワインと、しかるべきワインとのちがいぐらいはなんとなくわかるが、それ以上ではない。要するに下戸《げこ》なのだ。「下戸の肴《さかな》荒らし」などというそうだが、そのかわり出される料理はぜんぶ食べる。

敗戦後の後遺症なのだろうか、食べものは残さない。「もったいない」という気持ちが先立つのだ。

私が若いころ、新宿2丁目の業界紙で働いていたとき、私の弟は新宿の酒場でバーテンダーをやっていた。

彼はほとんど酒をのまなかったが、早世《そうせい》した。酒をのまなければ長生きするわけではない。大酒のみで長命の人も少なくないのである。要するにこれは、個人の体質ということだろう。

この「個人の資質」ということは、非常に大事であると思う。ある人にとってはプラスの健康法が、人によってはマイナスになることもあるからだ。

「おのれの体質を知る」

これは養生に関して、まず最初に判断しなければならない最重要問題ではあるまいか。

アルコールが合う人と、合わない人がいる。合う体質の人は、かなりの酒呑みでも長生きすることができる。酒仙などという言葉も似合いそうだ。

アルコールが体質的に合わないタイプの人は、酒は控えたほうがいい。こころのうさの捨てどころ、などと歌の文句に乗せられて「悲しい酒」を飲みすぎるのはよくない。当り前の話だが、養生に王道なし、で、当り前のことが大事なのである。

では、タバコはどうなんだ、と、きく人がいる。これもいろいろあって一様《いちよう》ではない。

たったひとつの養生に万人共通の効用はない

何度も言うようだが、養生とか健康法は一律ではない。

人間が一人一人ちがうように、その人の体質、気質に適した養生法というものがある。いや、それしかないと言ってもいい。

Ａの人には効果があっても、Ｂの人にはまったく効かないという薬があるように、養生、健康に関してもそれがある。あるどころか、その人に向いた養生が、ほかの人にはマイナスになったりもするのだから厄介《やっかい》だ。

人の体質を判断する技法というものは、古来からある。血液型をはじめ、個人個人の差異は明きらかだ。また、民族性というものも、あるかもしれない。さらに年齢差というものも大事だろう。青少年に効果があって、高齢者にはむしろ害があるといった方法もあるのではないかと私は思う。

これを判別するのは簡単ではない。しかし、ある年月を生きてきた人間なら、自分がどのようなタイプに属するかぐらいは、なんとなく判別がつくのではあるまいか。

人間は常に一様ではない。日ごろ冷静なタイプと見られていた人物が、ある日、ある時、想像もつかないように過熱することは、よくあるケースである。また、その逆もあるだろう。自分を知ることも難きかなである。

そうなれば仕方がない。一応の目やすだけをつけておいて、何らかの養生法をためしてみる。それが自分に合うと思えば続けるし、合わないと思えばやめる。これは自分で判断するしかない。

もちろん医学的な数値が有効な場合もあるだろう。しかし、非科学的なようだが、自分で何かをしばらくやって、それが続くということは、その人に向いていると考えてもいいのではないだろうか。

持続する、ということは大事なことなのだ。辛抱が足りないから続かないのではない。向いていないから続かないのだ。私はそう考えることにしている。

人から三日坊主といわれ、本人も自分のことをそう思い込んでいる人が、なぜか続くことがある。なんとなく持続している。いつのまにか3カ月、半年、1年とたっていた。そういう養生の技法は、その人に向いているのだと思いたい。

そうか、おれはタバコが向いているのか、と、早合点してはいけない。何十年持続して晩酌をやっているからといって、それがいいわけではない。面倒でも、努力が自然に続くことが大事なのだ。

習慣も〝体質〟ではないか

最近、「サスティナブルな」などという言葉をよく目にすることがある。簡単にいうと「持続可能な」という意味らしい。

少くとも「持続」ということが問題にされるようになったことは、悪いことではない。問題は掛け声だけでなく、それが本当に持続できるかどうか、という事だろう。

物事を持続させるには、「習慣化するとよい」と説いている本があった。習慣化すると、それが苦痛でなくなる。無意識のうちにそうするようになるのだ、という説だ。しかし、問題は「習慣化する」には努力が必要なことだ。始めることはやさしいが、持続させることは難しい。

私も「膝の関節を強化する運動」などと雑誌に出ている体操に何度もチャレンジしたが、三日で終ってしまった。自分は我慢強くない「体質」なんだな、と、今はあきらめている。

しかし、めずらしく何年も続いている運動もないではない。運動というかトレーニングというか、説明するのも恥ずかしいような単純なことだ。

私の生業《なりわい》は原稿を書いて、それを売ることである。もう半世紀以上もその仕事を続けてきた。90歳になった今でも、連載を何本もかかえて、一日、かなりの時間を机に向かって坐っている。パソコンでなく、万年筆で原稿用紙に文字を書く暮らしだ。この原稿もそうだが、休日を除いて一日も休まずに書く。

使うのは右手である。ピアニストのように両方の手を使えればいいのだが、万年筆を走らせるのは常に右手一本だ。

字を書くときには、体の右側に力がかかる。左手は鼻クソをほじくったりするだけだ。これは当然ながら不自然な姿勢である。体が右にかしいで、右腕と右肩だけに力がかかっているのだから。「書痙《しょけい》」とか「腱鞘炎《けんしょうえん》」とかいった厄介な病気が発生するのも無理はない。

一時期、口述筆記もためしてみたのだが、やはり口述では自分の文章にはならないと判って すぐにやめた。この数十年間、3枚弱の原稿を夕刊紙に毎日、欠かさず書いているのだが、ほかにも連載がいろいろあるので、右手、右肩、体の右半分にかかる荷重は相当なものだ。

鏡を見ると、文字を書くとき、頭を片方にかしげているのがわかる。

こんな仕事を半世紀以上続けてきたのだから、体にいいはずがない。ことに手、右手が壊れたら一巻の終りだ。そこで「持続」が問題になるのである。

硬い身体は上手につかう

音もなく流されゆく日々が過ぎようとしている。昔は大過なく、といった。

「大過」というのは、大きな過失、思いがけない失敗のことなどをいうのだろう。

仕事のことに関しては、「小過」はいくつかあった。新聞の連載で、締切りギリギリに滑り込んだこともある。しかし、まあ、土、日をのぞいて一年ずっと書き続けてくることができたのは有難い。交通事故にあったり、盲腸炎になったりすれば一巻の終りという、その日暮らしの仕事である。こうして五十年ちかく、一回も休まずに仕事を続けられてきたことは、幸運としか言いようがない。

この数年は大変な年だった。コロナは依然として攻勢の手をゆるめないし、ウクライナの状況も結末が見えない。

そういう時代にどう生きていくか。「強固な精神と柔軟な身体」などという。

それこそが何よりも大事、とおっしゃるかたがいらした。なんとなく、言われてみればそうだな、と思う。しかし、心は固いだけでいいのだろうか。体は軟らかいことが理想なのか。齢をとれば、自然に体は硬くなる。高齢者に硬化をふせぐ柔軟体操をすすめる企画記事が、しょっちゅう新聞に出ているが、私は疑問をもっている。

加齢とともに筋肉や骨や関節が硬くなっていくのは自然の理だ。それをリハビリ体操などで柔軟さをとりもどすのは悪いことではない。

しかし、年配者が頑固になるのも、体が硬くなるのも自然の理ではないだろうか。私はむしろ硬い体を上手に使うことのほうが、大事なのではないかと思っている。

長年、歩くことに関して、いろいろ工夫を重ねてきたが、最近になってやっと気付いたことがあって嬉しかった。それは、10本の足指をフルに使って歩くということだ。私は自分が扁平足ということもあって、なんとなく漫然と足の裏で歩いていた。それを足の指10本を自由に駆使して歩行することを意識するようになって、いろんな発見があった。

今年は戦後七十数年の転換期だった。戦後は、ようやく完全に終ったのだ。来年からは新しい戦前がはじまる。それは私たち日本人が無意識に選択したものであって、必ずしも押しつけられたわけではない。

常識的健康法との付き合い方

現代人の抱く不安とは何か。

いろんな人に質問してみたが、結局は3つのKにおさまる。「経済」「健康」「孤独」の3項だ。

「経済」というのは恰好つけた言い方で、要するに「金《かね》」の問題だろう。

　このなかで「経済」と「孤独」についてはさまざまな論があって確言《かくげん》は無理だ。しかし、「健康」に関しては異論はあるまい。

健康な生活というのは、万人の夢である。できることなら健康に生きたい。しかし、ままならぬのが人生というものだ。思いどおりにならないのが世の中というものである。

　努力は必ずしもむくわれるとは限らない。努力して成功した人は幸運だと思う。健康も同じことだ。たばこも吸わず、酒も呑まず、規則正しい生活を送ったからといって、健康でいられるとは限らない。

　それでもなお健康でありたいというのが、私たちの夢である。そこで『養生訓』をはじめとして、百家争鳴《ひやつかそうめい》の健康法というのがある。雑誌も新聞も、こぞって手をかえ品をかえて健康記事を掲載している。この本をふくめて、いわゆる健康本というやつも巷《ちまた》にあふれている。

私も健康に関する記事は、目につくと必ず読むことにしてきた。そのほとんどが常識的な内容だが、ときにはアブない新説、珍説も少くない。

「塩分は一切とるな」という本を読んで、その著者に対談を申し込んだら、すでに亡くなられていた。まだかなりお若い（私から見ると）著者だったと思う。

何千年も昔から健康に関して言われていることは、ほとんど同じことだと言っていい。つまり常識と思われるものがほとんどだ。「ガンは切らないほうがいい」などと主張されても、今ではさほど驚かなくなってきた。

「歯は磨くな」とか、「血圧は下げなくてもよい」「ふとっているほうが長生き」などというのも、今ではありふれた説である。

独創的であることは大事だ。いまは定説となっている考え方も、最初はほとんど非常識で怪しい論として白眼視されている。

しかし、それらの健康論のなかで、すでに常識として定着している健康法は、常識的であるがゆえにつよさがあって、馬鹿にするわけにはいかない。問題はその理論を鵜《う》呑《の》みにして形式的に応用するか、自分流に生かして使うか、ではあるまいか。常識的真理、とでもいえるようなものが、ありそうな気がするのだ。

心と体につながる胃腸

「食ハ養生ニアリ」とは昔から言われてきた文句である。

これは健康のもとは食べることだ、という話だ。この言葉に異論のある人はいないだろう。食物は体を動かすガソリンである。最近はＥＶにとってかわられそうだが、いずれにせよ生きた人間にはエネルギーが必要だ。

しかし、何を食べるかも問題だが、食べたものを消化し、人間活動の動力源に換えるのは、普通に考えれば胃腸ということになる。

胃腸というのは、おおざっぱな言い方だが、ここでは専門的、医学的な話はしない。常識としての胃腸のことである。

胃腸は長いあいだ消化器官としてだけ考えられてきた。しかし最近では胃腸のさまざまな働きが注目されるようになったらしい。たとえば健康の原点である免疫にも、胃腸が大きな役割をはたしているという。

またさまざまな精神疾患などもそうだ。

以前は心といえば、脳か心臓を連想するのが普通だった。しかし現実には、人間の情動をあらわす言葉には胃腸と関係する表現がやたらと多い。

「吐き気がするほどイヤな奴」とか、「ムカムカする」とか、「胃がキリキリ痛む思い」とか、「腹が立つ」など、数えあげればきりがない。実際に緊張しすぎて胃が痛い体験をした人も少なくないはずだ。

心の状態を改善するためには、これまで瞑想とか、呼吸法とかが考えられてきた。しかし人間の心は、ひょっとしたら胃腸にあるのではないかと私は考えている。

食べる、というのは実に不思議な行為である。きちんとバランスよく、栄養分のあるものを食べていればいい、と考えるのが普通だが、世の中にはそうでない例がいくらでもあるから不思議である。

一九四五年夏の敗戦後、旧満州、北朝鮮にいた日本軍兵士たちは、ソ連軍によってソ連国内の各地に労働力として移送された。１０００人単位で編成された捕虜部隊は、シベリア各地をはじめモンゴル地方にも送られて重労働に従事させられた。

例外はあろうが、その間の惨状は言語に絶する。極寒のなかで森林伐採、建設工事、その他の重労働にたずさわった。その数、およそ60万人という。

生還した復員者の記録・証言によると、その抑留中の食生活は想像を絶する悲惨なものだった。水のように薄いスープと、一片の黒パン、それで零下数十度の極寒のなか重労働に耐えた兵士たちも多かったらしい。

呼吸法に励んだ子供のころ

私の父親は学校の教師だった。

福岡県の小倉師範学校を出て、県内の小学校に奉職した。した、というのは私の推測である。その辺の事情をくわしく聞いておけばよかったと後悔するばかりだが、とにかく昔話をあまりしない父親だった。

彼は当時の植民地だった朝鮮に渡って、各地を転々とし、敗戦のときは平壌《ピョンヤン》の師範学校の教員をつとめていた。剣道の有段者で、武徳会の役員などもしていたらしい。

前述のように、父親は若い頃から呼吸法に凝《こ》っていたようだ。戦前、岡田式とかいう健康法が多くの信奉者を集めていたらしいが、父親も岡田式静坐法というのをしきりにやっていた。

子供の私は、呼吸法というのは忍術の一種のように思っていた。呼吸をコントロールすることで、超人的な行動が可能らしいと勝手に考えていたのである。

そんなわけで門前の小僧ではないが、私も父親のまねをして、正座と呼吸の練習にはげんだ記憶がある。

先にも書いたが、子供仲間で、息を止める遊びが当時はやっていた。家々の門口にある防火用水の大きな水槽に顔を突っこんで、誰が一番ながく息を止めていられるかを競争したものである。

私はなぜか長時間、呼吸を止めていることに長《た》けていた。ひょっとすると父親を見習って、呼吸法のまねごとをした事なども役に立っていたのかもしれない。

そんなわけで、少年時代には、いろんな呼吸法の本などを読み、自分なりにトレーニングをしていた記憶がある。

吸う息よりも吐く息を長く、というのが単純な私の呼吸法だった。息を止めて

3分間、我慢できるかどうかが当時の目標だった。

坐禅のまね事もした。白隠禅師の本を読んで、それを実行しようと試みたこともある。

中学3年のとき、体に異常を感じたことがあった。自分で勝手に肺結核の初期の症状だろうと診断して、それを呼吸法で克服しようと試みた。

やがて高校生の頃には、体の異常も消えて、自分では病気を克服した気でいたが、単なる思い過ごしだったのかもしれない。

大学入試のときに、はじめてレントゲンの撮影を受けた。

「呼吸器の病気をしたことがあるようだね。痕跡が残ってるよ」

と、言われて、やはりそうか、と思ったものだった。

嚙み方は片寄っていないか

ちゃんと嚙むということは、やさしいようで結構むずかしい仕事だ。

若いうちはいいが、加齢とともに誰でも歯がいかれてくる。そのために、嚙むとき左右どちらかの側に咀嚼《そしやく》が片寄りがちになる傾向がでてくるのは仕方がない。

しかし、これを長年つづけていると、自然に口が歪んでくるのだ。

正面から顔を見て、口が上下左右、どちらかに歪んでいる人は、要注意である。私は知人、友人に何人もそういう人を知っていた。いた、と書くのは、それらの人びとがほとんど早くに世を去っているからだ。

鏡を見て、口もとが水平に保たれているかどうかを確かめてみるといい。どちらかの口角が片寄って、上がっていたり下がっていたりするようであれば、嚙み方が片寄っていないかどうか確かめたほうがいい。

テレビに出ている有名人で、口もとが歪んでいる人がいると、気になって仕方がない。十中八九、やがてその人はメディアから姿を消す場合が多いからだ。

人には「利《き》き手」というものがある。ほとんどは右手である。歩き出すときに、どちらかの足が先に出るのが普通で、それが利《き》き足だ。同じように、「利《き》き歯」というのがあって、厄介なものを噛むときには、左右どちらかの奥歯をつかう。

しかし、できれば左右均等にものを噛むほうがいいのは当然だ。歯の具合いが悪い場合は、面倒でも歯医者さんにいって治療してもらうしかない。歯科医もさまざまで、あちこちの医院を巡り歩くドクターショッピングというのも問題だが、医師にもいろんな人物がいる。理想的な歯医者さんにめぐり合えた人は、幸運である。そうでない場合は、身の不運と諦《あきら》めるべきだろう。

さて、嚙むことには問題がなかったとしても、次に重要なのは「飲み込むこと」である。嚙むことを咀嚼《そしゃく》というように、飲みこむことを「嚥下《えんげ》」という。私たちはモノを飲みこむことを、ほとんど無意識にやっているが、これが問題である。「誤嚥《ごえん》」で肺炎になって死ぬ人は、おどろくほど多い。いわゆる「誤嚥性肺炎」というやつだ。年寄りは特に誤嚥しやすいので、気をつける必要がある。モノを飲み込むという作業も、じつは相当に大変な仕事なのである。

さて、どう飲みこむのが、理想的な嚥下《えんげ》であるのか。どうすれば上手に飲みこめるのか。バカバカしいと笑わずに、本気で考えてみる必要があるだろう。

誤嚥《ごえん》という最大の問題

さて、ものを飲み込むという作業を、私たちはどのようにやっているのだろうか。

ほとんどの場合、私たちは無意識にその行為を行っているのが普通だろう。喋りながら飲みこむ。テレビを見ながら飲みこむ。ほかの事を考えながら飲みこむ。

口に入れたものを飲みこむとき、いちいち「さあ、これから飲み込むぞ」と、意識して自分に言いきかせて飲み込む人は少い。

噛むことに注意を払う時は、そのことに集中しているのに、噛んだものを飲みこむのは自動的な作業のように思っているのだ。要するに「よく噛む」ことは、うるさいほど推奨《すいしょう》されるのに、嚥下《えんげ》というプロセスは、ほとんど関心を払われない。

「噛むこと」は10回噛もうと１００回噛もうと、そのことはべつに生命の危機にむすびつくことはない。噛む回数が少かったりしても、精々、消化不良をおこしたり、胃の調子がおかしくなったりするくらいだろう。

しかし、「飲み込む」ことは、そうではない。誤嚥《ごえん》はまちがいなく命にかかわる重大事なのだ。

正月に餅を喉につまらせて死ぬ事故は、めずらしい事ではない。しかし、誤嚥はもっと厄介な事故なのである。いわゆる喉に「つまる」といった話とはちがう。

誤嚥とは簡単にいえば、「食道に送りこむはずのモノを、誤って気道内に送りこんでしまうこと」だろう。あまりにおおざっぱな言い方だが、健康法の本などには専門的な説明がくわしくのっている。この欄では「常識的」「日常的」な話に専念するので、医学的な説明が欲しいかたは、それらの啓蒙書を読むことをおすすめしよう。

簡単に言ってしまえば、誤嚥とは物をちゃんと飲みこみそこねて、「むせる」ことだ。あわててゴホンゴホンとむせ返っている人をよく見かけるが、あれは食道に行くべき物が、誤って気道内にまぎれこんだ結果である。

気道は肺に通じる。胃にいくべきものが肺にいったら大変だ。肺にヤキトリやギョーザの皮がまぎれこんだら厄介なことになる。

正確な数字は面倒なので挙げないが、毎年、誤嚥性肺炎で亡くなる数は呆《あき》れるほど多い。ことに高齢者は要注意。

常識的健康法の第一歩は、「噛むこと」、そして「飲みこむこと」からはじまる。人が生きるエネルギーのもとは、食べることだ。そのための単純なメソッドが、「噛む」「飲む」の2つである。これに「出す」を加えて、三大アクションというべきか。

飲みこむことを意識化する

「噛む」に続いて「飲む」技法について考える。

私たちは物を飲みこむときに、ことさらその過程を意識することがない。なにげなく無意識に飲みこんでいるのである。

「ちゃんと噛む」ことに関しては、いろんな意見があって、やれ30回噛めだの、よく噛むことで血圧も下がるだの、いろんなことが言われている。

そのために相当に噛むことについては誰もが念頭においているはずだ。

ところが噛んだものを飲みこむ段になると、ほとんど適当に、気をつかわずに飲みこんでいる。咀嚼《そしゃく》と嚥下《えんげ》は一対《いっつい》の作業である。にもかかわらず飲みこむことに、ほとんど無関心なのはなぜだろうか。

よく噛まなかったからといって、それで危篤状態におちいったり、重病を発生したりということはない。

しかし、嚥下の失敗は命にかかわる。喉に鮨《すし》をつまらせたり、餅が引っかかって死んだ人は少くない。さらに誤嚥性肺炎《ごえんせいはいえん》は危険な症例である。

咀嚼と嚥下は一体の作業である。しかし、それでいて別々の作業である。それにもかかわらず、「飲みこむこと」は、ほとんど注意が払われていない。

「飲みこむ」作業を意識化すること、それが大事なのだ。ちゃんとスムーズに力強く飲みこむ。そのためには、飲む練習が必要だと私は考えてきた。

ためしにコップ一杯の水を飲み下す作業を試みてみよう。水を飲む、などという行為はほとんど無意識に行われる。しかし、水を飲んでむせることもある。水が気管にはいってあわてた経験がおありのかたもいらっしゃるはずだ。

試みに水を飲み下してみる。スムーズに自然に、気持ちよく喉を通過しただろうか。ときには何となく、水でさえも引っかかることがあるのだ。水が滑らかに喉を通過する感覚は、その日によって違うことがある。あわててコップの水をガブ飲みして、ゴホン、ゴホンとむせたりした経験は、ほとんどの人があるはずだ。

水を飲むとき、水を飲むぞ、とちゃんと体に伝達する。意識して自然に水が喉を通過する感覚を記憶して、常にそれを意識する。

何度もやっているうちに、それが身についてくるだろう。「飲みこむ」練習は、「常識的健康法」の第一歩なのだ。

健康情報の判断は〝実感〟

週刊誌、新聞、そして単行本も含め、いわゆる健康情報が氾濫している中で、私たちは立ち往生しているというのが実態だろう。

それぞれ医学や栄養学、はては他の分野の専門家をまじえて、さまざまなアドバイスが私たちの周囲にあふれている。

問題は、それらの情報が一定ではないことだ。ときには全く正反対の意見が公開されている例も少なくない。

いわく、「牛乳を飲め」。

それに対して「牛乳は飲むな」という発言も少なくない。新聞・雑誌などの健康記事でも、バランスのとれた食事をすすめる記事のなかに、赤身の肉をとることを推奨していて、おや、と思ったことがあった。ついその前日に、赤身の肉にはリンが含まれているので避けるように、という記事を読んだばかりだったからである。

正反対の意見が、それも信頼すべき専門家の発言として公表される。ガンは早期に切除せよ、というのが一般的な意見だが、「切るな」という記事も出てくる。「煙草をやめる必要はない」だとか、「炭水化物はちゃんと摂れ」とか、「野菜中心に食べろ」とか「なんといっても肉だ」という意見とか、正反対の情報がさまざまなメディアを通じて飛びこんでくる毎日だ。

つい先ごろまでメタボを目の敵《かたき》にしていたかと思えば、最近では「小肥《こぶと》りが長生きの秘訣」というのが常識となった。

「一日一万歩」のすすめを忠実に守って、万歩計を手放さなかった友人が、最近では「歩き過ぎはよくない」と、ほとんど歩かずに寝転んで暮らしている。

こういう場面で必ず利用されるのが、「ほどほど」という言いかただ。

「過ぎたるはなお及ばざるが如し」

まあ、それは確かだろうが、毛沢東は「やり過ぎるくらいにやって、ちょうどいい所で終る。」みたいな事を言っていた。

そんなこんなで、結局は自分で判断するしかない、どんなに偉い専門家の意見でも、自分がいいと実感しない事はやらない、という結論に落ちついたのだ。自分の実感をたよりに物事をすすめていく。もし間違ったとしても、自分で選んだ道だと諦めればいいではないか。他人の意見にしたがって失敗するより、はるかに気分はスッキリするだろう。

と、いうわけで独断的、常識的、直観的な自分流の健康法で、私は今日まで生きてきた。

話をもどして「飲み込む力」の問題だ。だれも気にしない「飲み込む力」について、私はかなり長い間、自己流のトレーニングを続けてきた。

言ってみれば「嚥下力《えんげりょく》」とでもいうような作用である。何気なくぐいと水を飲み込む際にも、意識してやる、ということだ。コップの水が喉を通過する際にスムーズに流れるかどうかを、感覚で確かめる。力強くなめらかに飲み込んだときは、一種の爽快感があるし、どこかに引っかかる感じがある場合は「嚥下力」が低下していると判断する。「咀嚼」と「嚥下」が一体となって、水や食物が滑らかに通過するときは、一種の爽快感があるのだ。

食べる量とエネルギーについて

敗戦後、ソ連軍に抑留されて、シベリアその他の地域で労働力として使用された約60万あまりの日本兵たちがいた。

彼らの残した記録を読むと、これほどの低カロリーでどうして重労働が可能だったのかと、あらためて首をかしげざるをえない。

ほとんど飢餓線上の生活を、厳寒《げんかん》の中で耐え抜いて生きてきたのだ。

一片の黒パンと水のように薄いスープ。そんなカロリーで、どうして木材伐採のような重労働が可能だったのか。

ときには馬糞や人糞さえも口にするという極限の食生活のなかで、彼らは生き抜いた。栄養学では説明できない事実が、そこにはあったとしか思えない。

同じことに比叡山の千日回峯《せんにちかいほう》の現場でも接したことがあった。超人的と思われる行動を続ける行者の、あまりにも簡素な食事に驚かされたのだ。

インプットするカロリーと、アウトプットするエネルギーが、ぜんぜん釣り合わないのである。山をこえ、谷を駆ける長期の荒行《あらぎょう》が、どうしてあの食事で可能なのだろうか。

食物の持つカロリーは、はたして一定なのだろうか、と考えるしかなかった。

１００のカロリーが、１００のエネルギーに変わることもあれば、５００になることもあるのではないか。それは可変的なものかもしれないと思ったものだった。

「腹八分」というのは、常識である。しかし、常識を実行することは難しい。私の感じでは、現代人は食べ過ぎではないかと思う。

私はほぼ1日2食の生活を続けてきた。途中で何かをつまむ事はあっても、朝夕の2食でべつに不具合いはない。

その健康法は、気持ちがいいか悪いか

私の健康に関する練習は、必ずしも世間でいう健康のためではない。養生という表現のほうがぴったりくる一種の趣味である。道楽、といってもいいだろう。

面白いからやる。興味があるからやるので、努力でもなければ、勉強でもない。面倒なトレーニングはやらない。健康は義務ではないからだ。

「常識的健康論」という感覚で書いているが、たぶん「反常識健康論」と称したほうがいいのではあるまいか。

私は世にいう理論派でもなければ、研究者でもない。徹底的に自分の体験からものを言う実感派である。どんなに優れた理論でも、自分に合わないと思えば、無視する方針で生きてきた。

学問や思想は尊敬するが、自分の生き方は自分の実感で決める。要するに近代人ではない。健康についてもそうだ。

気持ちがいい、気持ちが悪い、というのが私の判断の基準である。いうなれば、ほとんど未開人に近い生活ぶりである。

私は科学を信じている。数学を尊敬している。哲学には深い敬意を抱いている。理論や学問の世界に対しても、畏《おそ》れと憧れを抱いてきた。

しかし、こと生き方に関しては、徹底的に経験主義者である。若い頃はそれでも人並みに学説や理論を大事にしようとつとめてきたが、結局、自分は素朴な体験主義者であると納得した。それ以後は、すべて自分の実感にしたがって生きてきた。

人には、人それぞれの生き方がある、というのが現在の私の実感だ。ある人に有用だった事が、他の人の役に立つとは限らない。最大公約数は必ずしも自分には当てはまらない。ときには常識に反したことで役に立つこともある。「常識的健康法」とは「反常識健康論」と同じことなのだ。「非常識健康論」と言っても差しつかえないだろう。

物はよく嚙んで食べる。しかし、時には嚙まずに飲みこんでもかまわない。それが気持ちがよければ、それでいい。結果がよくなければ反省して、やめればよい。その人には向いていないからである。

「咀嚼《そしゃく》」と「嚥下《えんげ》」と「消化」は三位《さんみ》一体《いったい》の行為である。どれをおろそかにしても、体には良くない。私は長年の経験と観察からそう思うようになったのだ。

舌こそ動かす練習を

「咀嚼《そしゃく》」と「嚥下《えんげ》」についていろいろ書いてきた。これは健康に関する入口のあたりである。「噛む」と「飲みこむ」は一体の仕事だ。そのためには、舌が大きな働きをしている。

舌を動かす練習をおやりになっているかたは、そんなに多くはないのではないか。ほとんど無意識に舌を動かしているというのが普通だろう。

しかし、舌の動きは大事である。「咀嚼」にしても「嚥下」にしても、舌の滑らかな動きが不可欠なのだ。私たちは自分の舌の動きを、ほとんど無意識に行っている。舌の動きを意識化する、というのも私の必須のテーゼの一つである。

食物をこねる、回す、送りこむ。それらの働きは、ほとんど舌の動きによってなされるのだから。

舌が力強く、そして滑らかに働かないと、「咀嚼」も「嚥下」もスムーズにいかない。

試みに自分の舌を、強く、思い切り口の外へ突き出してみるとよい。はたしてどれくらい押し出すことができるだろうか。限界まで舌を口外に押しだして、キリキリとかゴトゴトとか、骨が異音を発するのは、舌の動作が円滑に行われていない証拠である。

口の中で舌を反転させ、強く内側に巻き込んでみる。舌端を上方に反らして、上顎部の内側に押しつけるように裏返す。

唇の両端にぶつけるように、素早く舌先を左右に動かす。前歯の外側をこするようにして、大きく回す。

いずれもふだん気にしていない舌の動きを滑らかにするトレーニングだ。「噛む」「送り込む」「飲みこむ」。この3つの動作が円滑に行われるようになると、ほぼ誤嚥の心配はないだろう。

口に関係する動作に関しては、まだまだ様々な問題があるのだが、とりあえず基本的な問題はこれくらいにとどめておく。

繰り返すが、水を一口飲むときにも、「嚥下」を意識して行うことだ。

朝、一杯の水を飲む。そのときに喉の内側を水がスムーズに快適に通過することを確認することから、一日の健康的な生活がはじまるのである。

「たかが健康　されど健康」である。ラジオ体操でもやっていれば大丈夫だろう、などという大ざっぱな考えでは、体の常態を保つことはできない。

のぞましいボケ方のキモは、目と耳

さて、「噛む・飲む」の次は、「見る」というテーマを取り上げてみることにする。「聴く」のほうと、ワンセットで考えよう。

人間は10代から老化する。体のほうはともかく、いちばん気になるのはボケの問題だ。

ボケは一朝一夕には成らず。

少しずつボケが積み重なって、本格的なボケとなるのだ。ボケを拒絶することはできない。人間は大なり小なりボケるのだ。

問題はその進行状態である。一気にボケるのが一番こまる。ゆっくりと、少しずつであれば、周囲も本人も対処の仕方があるだろう。

「ゆるやかにボケる」「おだやかにボケる」「大事なところは後回しでボケる」、この辺が「のぞましいボケ方」のキモではあるまいか。

まず、インプットだ。ボケは反射運動である。はいったものの量と質によって、ボケの度合いが決まる。

視力が低下すると、内的な思案は深まるかもしれないが、反射的に行動できない。

なんといっても「目」と「耳」だ。それまで大丈夫だった人が、情報が少かったり、歪んだりしはじめると、反射運動も鈍る。つまりボケる。

とりあえず「視力」を大事にしたい。ここでいう視力の低下とは、加齢によるものであって、病変や事故による問題ではない。

中年前後までちゃんと見えていたものが、次第に、または急激に低下していくケースについての見解である。

ふつう誰でも40代の後半ごろから、いわゆる老眼の傾向が出てくる。人によって個人差はあるだろうが、私の場合は45、6歳ぐらいから老眼鏡を使うようになった。

それまで視力には自信があったので、老眼の気配が出てきたときはショックだった。そもそも「老眼」という言葉がいけない。「老眼鏡」という表現が不愉快なのだ。だが、それを使えば驚くほどはっきり見える。仕方がないと諦めた。

「耳順《じじゅん》」はアブない？

先ごろ、映画『ダイ・ハード』シリーズのヒーロー、ブルース・ウィリスが認知症と診断されたニュースを新聞で読んだ。

『ダイ・ハード』は映画館で何回か見たおぼえがあるので、ちょっと心が痛んだ。彼は昨年、失語症を理由に引退を表明していたという。「前頭側頭型認知症」と、病名まで出ていたので、かなり進行した認知症なのだろう。

アルツハイマー型もひっくるめて、世間ではそれを「ボケ」という。

先ごろからこのコラムなどで繰り返しボケを話題にしてきたが、このところ、いつのまにやら認知症の問題がジャーナリズムの大きなテーマとしてせり上がってきたようだ。

それも当然だろう。高齢化社会の問題とは、元気な老人が増えることではない。元気で長生きはいいが、加齢はボケを促進する。80、90なら仕方がないが、ブルース・ウィリスは67歳だ。70、80代ともなれば、本人は気がつかなくても、多少はボケがはじまっていても不思議ではない。

と、いうわけで、国民総高齢化イコール総ボケ時代にさしかかったといっても過言ではないだろう。

60歳のことを「耳順《じじゅん》」というのは『論語』による。

「修養ますます進み、聞く所、理にかなえば何らの障害なく理解しうるの意」と、辞書にはある。

何人もの人と雑談していて、こちらが何か意見をのべると、ニコニコしながら、

「うん、そうだね。たしかに」

と、どうでもいい相槌《あいづち》を打つ方がいらっしゃる。絶対に反論はしない。こういう人は、人格が円満なのでも、理解力があるのでもなく、ひょっとしたら耳が遠いか、少しボケが入っているのではないだろうか。

「むかしは面倒な男だったが、最近は角《かど》がとれて穏やかになったね」

などと言われるのもあぶない。

加齢による自然なボケは、はやければ50代、おそくても60代あたりから兆候がでてくるものだ。たぶんそれはEDと相関関係があるのではあるまいか。

これまで繰り返し書いてきたように、加齢によるボケは避けようがない。それは自然のことである。そしてその実相はさまざまだ。

と、すれば、ボケを否定するのではなく、可能なかぎり「良いボケ」「望ましいボケかた」をめざすべきではないか、というのが私の提言なのである。

議論というのは、対立する意見があってこそ意味がある。

「なるほど。まったくだね。賛成だ」

だけでは、議論をする意味がない。

反対意見をのべるには、相手の論旨が理解できることが必要だ。何を主張しているのかを、はっきりつかむことが不可欠である。

そのためには、まず相手の言葉がちゃんと聴きとれなければならない。

ときどき打合せの会議で、温顔というか、おだやかに微笑をうかべて、もっぱらうなずくだけの人がいる。ときどき思うのだが、あれは聴力が落ちて、よくきこえていないんじゃないかという気がする。

私は若い頃、録音のスタジオで仕事をすることが多かったので、耳には自信があった。しかし、加齢とともに聴力が落ちてきていることは残念ながら認めざるをえない。

議論をしているとき、ときどき相手の声がよく聴きとれないことがある。そういうときに、

「いま、なんて言った？　もう一度、話してみてくれよ」

とは、なかなか言いだしにくいものなのだ。そんなときには、おおむね解《わか》ったふりをして、パスしてしまったりする。

「なるほど」

と、小さくうなずいてみせたりすることもある。

聴力は、情報のインプットに不可欠な要素だ。耳が遠くなるのはボケの始まりといっていい。

もし高齢社会に生き残ろうとするならば、3つの能力をなんとか維持しなければならない。

まず、聴覚。外部からの音と言葉は、最大の情報源である。ことに言葉を聴きとる能力が大事だ。

おん年、97歳の佐藤愛子さんと対談をしたとき、その活発な対話力に驚いた。若者と同じテンションで会話がすすむのだ。

その秘訣の一つは、高品質の補聴器にあった。これまでいくつかの補聴器をためしてみたが、いま一つだったといっておられた。苦労のすえ、ようやく外国製の高価な補聴器を入手して、ほとんど自然な感覚で会話ができるようになったのだそうだ。

私はまだ補聴器を使用していないが、適当な品では、役に立たないだろうと思う。

それこそ義歯に何十万とかけるのなら、補聴器も専門医と相談の上で、できるだけ高品質のものを使う必要がある。まあ、懐と相談の上だが。

まず、聴力《ちょうりょく》。〈耳順《じじゅん》〉はそれからだ。

聴力を維持するための独断的習慣

聴力を維持することは、高齢者にとってかなりむずかしい作業である。

私は自分勝手な方法でそれをやっているが、効果のほどは確かめようがない。

エビデンスなき養生法、というのが私の試みているメソッドだからである。

いまはなんでもエビデンスの時代だ。エビデンス（確証）なき努力など誰も関心をもとうとはしない。

反時代的に生きることをモットーとしている私としては、むしろエビデンスがないからやってみようという気になるのである。

私がこの50年間、聴力を維持するためになんとなくやってきたことを列記してみよう。どれも効くか効かないか、まったく保証のない習慣である。むしろ迷信にちかいと言えるかもしれない。

まず、イヤホンを使わない。

ついで大音量の音で聴かない。テレビをみていて、アナウンスがよく聴きとれないことがしばしばある。つい音のボリュームをあげたくなるのだが、そこは我慢して、集中して耳を傾ける。安易に音量をあげない。

朝夕、両手のひらで耳を摩擦する。長年それを続けてきているせいか、さわってみると、いつも耳が熱い。

さらに両手のひらを耳に当てて密閉し、それをくり返し開閉する。ガバッ、ガバッと鼓膜を音を立てて振動させるのが目的だ。

指を耳に差し込んで栓をする。それを素早く抜く。ポンと鼓膜が音を立てればＯＫ。これを両耳それぞれ10回ずつくらいやる。

日常生活のなかで、きこえるかきこえないかぐらいの小さな音に耳を傾ける。風の音でも、人の話し声でも、車のエンジンの音でも何でもいい。

私は昭和ヒトケタの世代で、戦争中、学校の音楽の時間は、音楽ではなく音感教育というものを教えこまれた。

レコードに録音された敵国の潜水艦のスクリュー音や、敵機の爆音を識別する訓練である。何の役に立つかはわからないが、熱心にその訓練を受けた。おかげで今も車のエンジン音で、いくつかのクルマの車種は判別できる。

音をきくためには、努力しなければならない。聴力がおとろえるのは、ボケの始まりである。耳はちゃんと使わなければ退化する。

歯を磨く人は多いけれども、耳を手入れする人は少ない。加齢とともに低下していく聴力を、すこしでも大事に保持することも、またボケとの大事なつきあいかたなのだ。

聴力のトレーニングについていろいろ書いたが、これはあくまで私個人の「エビデンスなき養生法」である。

「エビデンス」、つまり科学的、医学的根拠なき独断的手法なのであって、当るも八卦《はっけ》、当らぬも八卦にひとしい。

ただ、私自身はそれを何十年もずっとやってきて、現在、この年でまだ聴力には自信がある。補聴器を使うにしても、かなり先のことだろう。

面白そうだ、と思われたかたは、遊びのつもりでためしてみられることをおすすめする。ただ必須の条件は、Keep On！　長く続けることである。10日や20日ためして効果のある養生法など、そもそも世の中にはないのだ。

同じように、ボケないための情報インプットに不可欠なのが視力である。

これも私は遊びの一つとして、いろいろやってきた。

私と同年同月同日生まれの故・石原慎太郎さんの個性的な癖《クセ》の一つが、人と向き合ったとき瞼《まぶた》をしきりにしばたたくことだった。話しながらも、しきりに瞼をパチパチやるのである。

たぶん無意識にやっているのだろうが、私は「あれはいいな」と思っていた。

と、いうのは、年をとると誰でも上瞼がさがってくるものだ。瞼の筋力がおとろえてくるのだろう。そうなると自然に目が細くなってくる。それは見た目だけではなく、上方視界がせばまってくることでもある。

私が車の運転をやめた理由の一つがそうだった。上方視界がせまくなると、すぐ近くの信号が視野からはずれがちだ。顔をそらせて交通信号を確認しなければならない。

それに見た目も、眠たげに見えて活気のない表情になりがちだ。

最近は手術で手軽に上瞼を引きあげることができるらしいが、それでは面白くない。

そこで私が思いついたのは、石原さんのことだった。朝と夜、なにかのついでに上瞼をパチパチ開閉するのだ。それも素早くやる。私はつまらないテレビ番組を見ているときに、5分ほどこの瞼の運動をやることにしている。コツは上瞼を意識的に上方に引きあげることだ。

これまでなんとなく目を細めて前方を見ていたことが、大きく変わったことが実感される。

まず視野が広がる。視界が明るくなる。上方視界が広がる。はっきりと物が見えてくる。

高齢化の一つの現象は、目が細くなってくることだ。それは上瞼がたれ下がってくることに起因する。要するに眠たいような感じの目になることが多い。

瞼の筋力が落ちてくると、重力の原理にしたがって上瞼がたれ下がってくる。上方視界が次第にせまくなってくる。外部の情報がそれだけ減少してくるのだ。

情報というと、ニュースを読んだり聴いたりすることだと思いがちだ。それはちがう。

情報とは、自分の目で見て、確認して、脳にインプットするべきものだ。外部がちゃんと見えていないようでは、内部も矮小化するのは当然だ。

まず物理的に視野を拡大する。繰り返し上瞼を上方に引きあげるようにして、目を大きく見開くことをトレーニングしていると、次第に垂れ下がっていた上瞼も、カーテンを開けるように上がってくる。視界が広がり、視野も拡大するようになるだろう。

くり返すが、大まじめでやることではない。半分遊び、半分本気ぐらいがちょうどいいのである。

昨年から今年にかけて、コロナ、ウクライナ、大地震と、つらいニュースの連続で、自然と心も萎えてくる日々の連続だ。

疫病、戦争、大地震となると、ふだんの健康などどうでもいいような気もしてくるが、「あす死ぬとわかっていても、やるのが養生」、が私のモットーだ。気をとり直して「非常識健康論」をすすめていくことにしよう。

たれさがる上瞼《うわまぶた》の件につづいて、「視力」の問題について。

目を意識的に大きく見開いて上瞼《うわまぶた》が垂《た》れ下がらないようにすると、視野が広がる。入ってくる情報も倍増することは前に述べた。

しかし、目に映る世界がボヤけて見えるようでは意味がない。

人間の目は自動焦点カメラよりも、はるかに卓越したピント作用をもっている。

手もとの腕時計を見、目をあげて遠方の風景へ視線を移すと、瞬時にピントが合う。驚くべき機能である。

私はヒマな時間があると、目に10センチほどの距離に近づけた腕時計の秒針を見、その後に目を動かしてはるか遠方の景色を見る動作を、繰り返しやることにしている。近距離から遠距離へと素早く視線を移動させるのだ。努力ではない。遊びでやる。

驚くことに、どれだけ素早くその動作を繰り返しても、目の焦点が合わないことがない。一瞬にして見事にピントが調節されるのだ。

時間があるとき、活字を読むのに疲れたとき、退屈したときなど、くり返しそれをやることにしてきた。いまや習慣となって、外を眺めているときは、自然にその運動を繰り返すようになった。

　それが何の役に立つのか、ときかれれば、首をすくめて苦笑するしかない。なんの医学的根拠も、理論もなく、エビデンスもなく、ただ目の焦点調節機能が劣化しないために役立ちそうな気がして、遊んでいるだけだ。

　しかし、そのおかげかどうかはわからないけれども、最近、老眼鏡を忘れたようなときでも、少し苦労はするものの、裸眼で新聞が読めるようになった。以前は老眼鏡なしでは、見出しぐらいしか読めなかったのだ。

　上瞼をちゃんと引きあげて視野と採光を確保し、目の焦点を意識するだけで、視力は大幅に向上する、と言えば、眉《まゆ》にツバをつけて笑う人もいるだろう。

　もちろん、これも１、２カ月続けてやったぐらいでは無理である。３カ月ほどやれば効果が実感できるはずだ。

ぼんやりと眺める「放視《ほうし》」の時間

遠方を凝視《ぎようし》したり、細かい文字を読んだりしたあとは、逆のことも行ったほうがいい。

ぼんやり空の雲の行き来を眺める。雲をちゃんと見ていると、その移動する速さに、あらためて驚くことだろう。

犬や猫の動作を眺めたり、野外で遊んでいる子供たちを、見るともなしにぼんやり見たりする。

この、ぼんやりと眺めることが大事なことなのだ。意識して対象に焦点を合わせないように見る。凝視の反対だから「放視《ほうし》」とでも言おうか。

放《ほう》とは「放念《ほうねん》」の放である。ぼんやりと見るのだ。おのずと「半眼《はんがん》」になるところがいい。

「半眼」とは、遠方のものを凝視するのではなく、近くのものを注視するのでもなく、心の目を働かせるような感じで、目の焦点を放棄《ほうき》することである。見るともなく、見ないともなく、世界の存在を感じつつ目をあけている状態をいうのだろう。

目にはときどき物を見ない時間が必要だ。といって目を閉じてしまうわけではない。見るという目的意識を放棄して、ぼうっと外界へ視野を広げている状態である。目を閉じてはいけない。開眼しながら何も見ていないという状態が「放《ほう》視《し》」なのだ。

とりあえず長く目とつきあうつもりなら、まず目に関心をもつことが大事。また「見る」ことと同じくらいに大事な情報源が「聞く力」、すなわち聴力だ。人が高齢になるにつれてボケてくるのは、「視力」と「聴力」のおとろえが決定的である。

見る、聴く、触《さわ》る、この3つが大事なのだ。あたえられた視力や聴力を、なんとかして少しでも長もちさせたい。

ボケの効用について

「ボケる」という言い方は、なんとなく失礼な気がするところがあって、あまり気軽に口にできない感じがする。

しかし、アルツハイマー病とか、痴呆とかいうリアルな言い方は、どうも好きになれないのだ。まだしも「ちょっとボケがはいってきたみたいで」などというほうが人間的な感じがするのは私だけだろうか。

年を重ねるにつれて、どんな人でも少しずつボケが進行してくるものだ。それは自然の理であって、病気でも何でもない。体が思うように動かないのと同じことである。

老眼も自然の変化である。耳が遠くなるのもそうだ。反射神経も衰えてくる。指先も思うように動かない。

それと同じように頭脳も不活発になってくるのは当然のことだろう。

体がそうであるように、脳の働きにも個人差がある。90歳を過ぎたランナーがいるのだから、高齢でシャープな頭の働きを保っている人がいても不思議はない。

私なども日頃、原稿を書いているとき、しょっちゅう漢字を忘れて辞書のお世話になることが多くなった。固有名詞が出てこなくなることなど日常茶飯事だ。これも立派なボケの現象だろう。

これがある域を越えると、「あの人も最近ボケた」と噂されることになる。

加齢による自然なボケは、防ぐことができるのだろうか。それを止めることは無理だとしても、せめて進行のスピードをおくらせることぐらいは可能かもしれない。

最近、麻雀が流行りだしたという新聞の記事を読んだ。点数の自動計算機なども卓についていて、指を折っていちいち点数を計算せずにやれるらしい。これは便利だが、この点数の計算がボケ防止に効果がある、という人もいてややこしい。

麻雀は技術もあるが、それ以外の要素も大きいゲームである。推理力、決断力、勇気、人生観、その他もろもろの人間的な能力がためされるゲームだ。麻雀がボケ防止になるかならぬかはわからないけれども、やりようによっては効果があるかもしれない。少くとも何人かの相手と悪口を言い合いながら対局するのは、悪いはずがないだろう。悪口雑言、なんでもお構いなしの場は、将棋や囲碁の座にはないフリートークの場なのである。

しかし、ボケの進行をおくらせる方法は、ほかにもいろいろありそうだ。見る、聴く、触るのことだけでなく、そこを考えてみることにしよう。

最近、週刊誌などで「ボケ防止に役立つトレーニング」などという記事を、よく見かけるようになった。

高齢化ナンバーワンのわが国では、国民のボケ防止も急務であるらしい。たとえば高齢者の運転事故の問題もそうだ。「アクセルとブレーキの踏み間違い」などというニュースをよく見かけるが、たしかにそれはありうるボケの一現象である。

私も何度か高齢者用の運転免許更新のテストを受けたことがある。自分ではかなりの自信があるつもりだったが、思った以上にミスもあり、すっかり自信をなくしたものだった。

ボケにもいろいろあることは周知のとおりだ。厄介なのはマダラボケといわれる特異なボケで、本人も気がついていない事が多い。

また対人ボケというのもある。人と挨拶して、相手が誰だったかはっきりしないハプニングだ。

「失礼ですが、どなたでしたっけ？」

と、聞くわけにもいかず、笑顔で「どうも、どうも」と曖昧にごまかしながら、さりげなくその場を離れる。

私は数字が苦手である。何度も確認して記憶したつもりの数字が、いざという時に出てこない。暗証番号なども、手帖に書きとめておかないと、いざという時に立ち往生する危険性がある。しかし暗証番号を書きとめておくというのも問題だ。同じ悩みの友人がいて、1111と、やけくそのような番号を暗証番号にしていた。

私の場合、数字のほかに、物を大事に仕舞った場所を忘れる、という特技がある。老眼鏡をさがして午前中ずっと時間をついやしたこともあった。大事に仕舞いこんでおいたものほど忘れやすいのはどういうことだろう。同じ内容の原稿を2度、3度と書いてしまうこともある。

「これ、前にもお書きになったと思いますけど」

と、編集者に言われて、あわてて書き直したことが今年も何度かあった。無理もない。五十余年も雑文を書き続けていると、つい記憶に残っているエピソードが顔を出してしまうのだ。

憶えようとしても憶えられない事がある。忘れようとしても忘れられない事もある。多くの人々と直接に言葉をかわす機会がなくなると、人は確実にボケる。ステイホームでどれほど多くの人々が言葉と記憶を失ったことか。コロナの負の遺産は大きい。

「一歩前へ出る」発想があればいい

私がいろいろ教えを受けた先輩がたの中で、これは多少ボケが入ってきたな、と感じる人は、ほとんどいない。

かなり高齢のかたでも、喋ることはしっかりしていた。と、いうより、若い後輩をつかまえて色々しゃべる事に、ある種のボケ防止の意図があったのかもしれない。

ある政治学者は、まるで大学での講義のようにヨーロッパ近代の政治思想について熱弁を振るうのが常だった。喋らないとボケるのではないか、という不安がその先輩にはあったような気がする。

こちらはそれをいいことに、タダでいろんな知識を吸収しようと懸命に聞き入ったものだった。

たしかに喋ったり書いたりすることで、いわゆる脳トレにはなるだろう。しかし、そこから先はどうか。創造的な思想というか、一歩前進する知性は生まれてこないのかもしれない。

つまり、それまで蓄積した知識は喪失こそしないだろうが、そこから先がないという残念な話である。

ボケとは蓄積した記憶が少しずつ失われていくことではない。自己の知識を踏み台にして、さらなる一歩を進める可能性を失うことだ。

昔のことを正確に憶えていなくとも、一歩前へ出る発想を失わない限り、その人はボケてはいない。記憶の量ではなく直観力の鋭さが問題なのである。

それを何と言うべきか。想像力といってしまえば、ありきたり過ぎる。閃《ひら》めき、とでも名づけるべきだろうか。

私が言いたいのは、ボケとは、記憶力の衰退ではない、ということだ。直感力といおうか、予測力と称するべきか、とにかく前へ進むドライブ力が失われたとき人はボケる。

一般にいわれているところのボケは、問題にすることはない。感性の喪失こそがボケの本質ではあるまいか。

知人の名前を思い出せなくなったくらいで、がっかりすることはないのである。記憶は人間の精神活動の一部に過ぎないからだ。

どんなに正しいトレーニングを続けても、加齢による肉体の衰えを完全にカバーすることはできない。記憶や判断力も体力の一部である。しかし、精神力といおうか、思考する能力といおうか、そういう能力はそれとは別物だ。人が生きる、ということについての感覚はボケない、と私は思っている。ボケもまた人間の可能性の一つではないかと思う。

忘れることも、読書においては悪くない

「97歳、なにがめでたい！」

というのは、先輩、佐藤愛子さんのタンカだが、知人に「卒寿、おめでとうございます」と言われると、いささか当惑するところがある。

長く生きれば当然のことながら、体力、智力、そして気力も衰える。それは自然の理だが、人によってその度合いが異なるのは当り前だ。私の勝手な考えでは、

欲望の強い人ほど衰える部分が少い。

たとえば食欲も旺盛な人ほど体力が保たれる。好奇心の強い人はボケにくい。虚栄心の激しい人は元気だ、などなど。

私の場合は記憶力の面で問題がある。たとえば1週間前に読んだ本のあらすじを、すぐに忘れてしまうのだ。

昨夜、「小説すばる新人賞」の選評を書いたのだが、あらためて計1000枚以上の最終候補作品を徹夜で読み返すことになった。選考会の直後に、すぐ選評を書けば、こういう破目におちいることはないのだ。次回からはそうしよう、と毎回、心に誓いつつも、すぐ忘れてしまうのである。

しかし、読んだ本のストーリーを忘れてしまうことの効用も、ないわけではない。

私は眠る前に、催眠薬がわりに外国の国際ミステリーを読む。もっぱらル・カレやフォーサイスなどの文庫本だ。同じ作品を何度も読むことになるのだが、有難いのは、ほとんど前回に読んだ内容を忘れてしまっていることである。1カ月も過ぎれば、まったく新しい作品を読む感じで読めるのだ。これもボケの効用の一つかもしれない。

昨夜、F・フォーサイスの『キル・リスト』（黒原敏行訳／角川文庫）をひさしぶりで読んだ。ほとんど忘れてしまっているので、新作を読む感じで読めたのは有難かった。

この本は二〇一四年に邦訳が単行本で出ている。いまから7年も前のことだ。

その中に、こんな文章があった。

「（前略）そもそもタリバンをつくったのは（米）軍統合情報局なのだ。いつかアメリカ人が荷物をまとめて（アフガンから）出ていく日がくる。そのとき権力を握るのは〈タリバン〉かもしれない」

フォーサイスには一度、会ったことがある。初期の「野性時代」のインタヴューだった。通訳を故C・W・ニコルさんがつとめてくれたことを懐しく思い出す。

Ⅱ　身体は世界に連動するか

理由なき予感について

なにがおこるかわからん、というのが今年の年頭の予感だった。

コロナの帰趨《きすう》はもちろんのこと、それ以外にも何か天変地異の事態が起こりそうな感じがあったのだ。

歴史に予感などというものがありうる訳がないとは思う。世界の動きはカルトではない。ある意味では数字で動く。経済が政治に優先する現代なのだ。

それがわかっていて、なにか不穏の予感があった。

コロナの逆襲。ロシアのウクライナ侵攻。オリンピック汚職。そして安倍元首相の狙撃、など、波瀾《はらん》は相いついでおこった。インフレの地鳴りもさらに加速しつつある。統一教会問題は、オウム真理教より振幅が深く広い。

昭和7年の五・一五事件の年に生まれた私としては、こういった問題はひと塊りでやってくる、という実感がある。

均等にバラバラにではない。水圧が異常に高まったダムが、一挙に決壊するように、連続して問題は発生するのだ。いま、ミシミシとかすかな音を立てて、あちこちに亀裂が生じはじめているのではないか。

ウクライナの問題は、活火山の一部の山肌から噴煙が立ちのぼっているような予感がある。いつかマグマが噴出する予兆のように感じられるのは私だけだろうか。

戦後七十余年を生きてきて、こういった不安感をおぼえるのははじめての事だ。

オオカミ少年の物語りは、もう耳にタコができるほど聞いてきた。だから誰もが後出しジャンケンの話しかしない。

太平洋戦争の10年も前から、「日米もし戦わば」とか、そんな話がジャーナリズムにあふれていた。そのときは人目を引くフェイクニュースだと思っていたが、そうではなかった。

世界は厄介な方向に自転している。だれもがそれを予感しながら、頭で否定しているのだ。

問題は戦争とか、経済とか、そういった現実的な問題だけではない。そんな地上のゴタゴタを超える厄介な問題が訪れないとも限らないのである。

余裕のある人々のお道楽のように見られてきた地球環境問題にしても、そろそろそうではなくなってきそうな予感がある。

この数カ月のあいだにも何が起こるか予断は許されない。いろんな意味で激動の時代にはいってきた予感がする。

高見順の『いやな感じ』

高見順の小説に、『いやな感じ』というのがあった。一九六〇年代に発表された作品だったと思う。この『いやな感じ』という小説の内容は忘れてしまったが、題名だけは妙にはっきりと憶えている。

過去に何度となく、いやな感じを体験した記憶があるからだろう。

北朝鮮の平壌《ピョンヤン》で敗戦をむかえたとき、あわただしく家財を放棄して列車で南下する人々がいた。

一方、私の父親は、政府からの指令があるまで軽挙妄動はしないほうがいい、と言う。

しかし、なんとなくいやな感じだった。近くにあった飛行場では、終戦の前後から絶えず軍用機や輸送機が発着していた。噂では、偉い軍人や高級官僚の家族たちが続々と平壌を離れつつある、という。父親は言った。

「まあ、しばらく様子を見てからにしよう。国の方針がまだ決まってないらしいから」

思えば呑気《のんき》な話である。植民地を支配していた側の国民が、国のうしろ楯を失ったときにどうなるか、という事を全くわかっていなかったのだ。

中学生の私は、なんとなく一刻も早く内地に近い土地へ移動したほうがいい、と感じていた。直接的に被害を受けたわけではないが、私たち内地人（日本人）を見る土地の人々の視線に何か危ういものを感じていたからである。

そうこうしているうちに、ソ連軍の第一線部隊が平壌に進駐してきた。俗に囚人部隊などと呼ばれる危険な部隊だった。そして私たち日本人の移動が厳しく禁じられた。

家は接収されて追い出されるわ、家財道具のほとんどは強奪されるわで、たちまち私たち一家は流民と化してしまったのである。

「早く南へ逃げておけばよかったのに」

と、私は父親に食ってかかったが、父親は無言のままだった。やがて満州からの難民が続々と平壌に流入し、私たちは彼らと共に集団生活を送ることになる。

翌月、母親が死んだ。避難所では「延吉《えんきつ》熱」と呼ばれた発疹《ほっしん》チフスが流行し、多くの人が亡くなった。

敗戦のニュースの前から、いち早く南下して内地へ帰国した人々がいた。その何十倍、何百倍の間抜けな敗戦国民がいた。

「この街にいると危険だ」

という、中学生の私の理由なき予感は、どこからきたものだったのだろうか。

敗戦を平壌《ピョンヤン》で迎えた時に感じたこと

敗戦のニュースを平壌《ピョンヤン》で聞いたとき、私の体の奥にチカチカとまたたいたのは、理由なき重い予感だった。

いや、理由はあったのだ。平壌に父が転勤する以前に、日本人がほとんど住んでいない僻地の寒村に暮らしていたことがある。その村の普通学校（朝鮮人だけの学校）の校長として父が赴任《ふにん》していた時のことだ。その村には日本人は駐在所の家族と私だけで、あとはすべて現地の人々ばかりだった。

夜には山のほうからヌクテの鳴く声がきこえてくる。ヌクテというのは狼と山犬との混血のような動物だと教えられて、まだ幼児だった私はひどく怖かった。その声をきくと、夜中にトイレに行くのが恐ろしくて、ついふとんの中でおもらしをしてしまう。

母はその土地から一日も早く、日本人の多く住む京城《ソウル》のような大都市に移りたがって父にしばしば訴えていた。

「また万歳事件《まんせいじけん》のようなことが起るかもしれない。怖いわ。早く大きな街に転勤できるように工夫してくださいね」

と、しばしば父に懇願《こんがん》しているのを聞いたことがある。

「マンセイ事件」とは一九一九年に日本統治下の朝鮮でおきた民族独立運動である。官憲側の発砲により十万余の死傷者を出した大事件だった。ひそひそ声で語り伝えられるその時の様子を、母は父方の家族から耳にしていたのだろう。

平壌で日本降伏のニュースを聞いたとき、私の体にわきおこった理由なき予感は、たぶん理由のある不安だったのかもしれない。日本国＝朝鮮総督府といううしろ楯がなくなった以上、自分たちは、この地に孤立するのではないか、と直観的に感じたのではあるまいか。

母親にはそれがあった。しかし父親はその事を考えていないようだった。

敗戦の前後から、いち早く脱出して内地へ向かった特権階級の人びとは、ふだんからその不安を強く感じていた人びとだったにちがいない。

日本が主権を失ったことを知るや、尻に帆をかけて一目散に内地へ逃亡したのである。一般市民を放置して。

満州でも、北朝鮮でもそのことが起こった。

中学1年生だった私が感じた直感、これはヤバいぞ、という感覚は、たぶん理由のある直感だったのかも知れない。今もそうだ。

身体は世界に連動するか

このところ、どうも体の調子がよろしくない。

あいかわらず膝関節の痛みは続いているし、股関節の変形症も不調のままだ。それも当然だろう。これといった治療をまったく受けていないのだから、悪化することはあっても自然治癒など望むべくもないのである。

では、なぜしかるべき病院にいって治療を受けないのか。

理由は簡単だ。面倒くさいのである。そもそも病院という場所が苦手で、きょうまで出来るだけ近づかないようにつとめてきた。

そのせいで病院という場所自体にアレルギーがあるのである。

しかし、いかに病院が苦手とはいっても、事故や不意の疾患などの場合は、好きも嫌いもない。本人が断っても、いやおうなしに病院にかつぎこまれるだろう。ラッキーなのは、これまでそんな不意の体の悪化に出会わなかったということである。

私は若いとき、偏頭痛や、肺気腫や、その他いくつかの不調に苦しんできたが、そのつど何とか工夫して、それをすり抜けてきた。

学生時代、呼吸器に明きらかな疾患があったときも、「死ぬなら仕方がない」と自分に言いきかせて、それを通過してきたのだ。

両親はともに早死にしているし、それはそれで仕方がないと諦めていたのである。きょうまで生き延びてきたことは、本当に偶然としか言いようがない。

できれば両親よりは長く生きたいものだ、と心の中で思っていたので、50歳になったときは、心の中で合掌して感謝したものだ。

それ以後も、加齢がすすむにつれ、なにやかやと体の不調はあった。

そんなふうに暮らしてきたために、膝の痛みぐらいは放っておいてもいつか消えるだろうと、楽観視していたのである。

しかし、加齢による膝関節の軟骨の摩耗は、物理的な現象だ。なにもせずに放置しておいて、何とかなるわけはない。日々、少しずつ悪化していく脚部の不調に、げんなりしつつも、まだしかるべき治療を受けずに日を送ってきた。

風呂に入る前、裸になって全身を鏡に映してみると、あきらかに左右の脚が不揃いなのがわかる。もともとO脚気味のうえに、左側の脚が右よりも短い。この数年、杖を常用していることも関係があるのだろう。

しかし、それはただ単に加齢のせいだけだろうか。


身体は世界の情勢に連動するか。

要するに世界がどうあろうとも、個人の体の現状と関係がない、という考え方は正しいかどうかということだ。

もしも外界がどうあろうと、その人の体調に関係がないとするならば、事は簡単である。

しかし、古来、人の気分がその人の体調に大きな影響を及ぼすことは、当然のように語られてきた。

気候の変化が体調を大きく左右することはわざわざ説明するまでもないだろう。

3日も雨が降り続けば、誰でも体にカビが生えたような感じになる。暴風が吹き荒れれば不安になる。スカッと晴れた日は気分がいいだけでなく、体調もいい。

私は以前から気圧の影響を受けやすい体質だった。長く偏頭痛に悩まされてきたのも気圧と関係がある。

おかげで新聞を読む時には、天気図をまず点検するくせがついてしまった。よく言われるように、気圧が低下すると体調が悪い、などという単純な話ではない。しばらく高気圧が続いたのち、それが次第に低気圧に変わってゆく、その曲がり角のカーブの入口が問題だった。

気圧の変化は、一般に西からやってくる。大阪が低気圧だと、まもなく関東にも低気圧が近づいてくる。福岡からだと1日ぐらいだろうか。上海あたりはどうなんだ。

という感じで、次第に低気圧が近づいてくる気配が感じられると、いつしか偏頭痛の予兆がはじまるのだった。

高気圧から低気圧に変化する、その変わり目のあたりが、はっきりと偏頭痛のサインといっていい。

それをいち早く受け止めて、対応することをおぼえてからは、嘘のように楽になったのだ。外界の気圧の変化が、もろに私の体調に連動していたのである。

世界の情勢は常に緊張しているし、変化する。どちらかといえば、良いニュースよりも気の滅入るような出来事が多い。現在のことを言えば、コロナ、戦争、政治、というのがそれである。無視しようとしたところで、無視できるものではない。

この1、2年の世界の変化は、まさに台風の予感をはらんだものだった。なんとかパスできそうに思われたコロナも、逆襲に転じて、ほとんどお手上げ状態といっていい。そして、世界は？

響きはじめる「国」の重圧

「身体は世界に連動するか」などと、大袈裟に書き出したが、心の中では最初から結論はでている。

「身体は世界の現状に連動する」

それは実感としてわかっている。問題はその現実を、実例を引いて論証できないことだ。

もともと私は論理的な思考が苦手なタイプの人間で、基本的なリベラルアーツに関しても素養もなく、勉強してこなかった。

大学を横に出た、などと空威張りしているが、本当はちゃんと学ぶべきことを学んで卒業したかったのである。

荷風先生と反対に、私が最初から戯《げ》作者《さくしゃ》の道を選んだのも、負け惜しみみたいなものだ。

私には八十余年の体験の記憶と、現実に反応する運動神経が身についているだけだったからである。しかし、それしかないだろう。

そのかすかな動物的反応からいうと、いま私の身体は正常ではない。加齢による衰えを差し引いても、どこか異常なのだと感じるのだ。

何度も言うが、私は昭和7年、一九三二年の生まれである。人は何歳ぐらいから記憶があるものだろうか。私はほとんど幼児期の記憶がない。しかし、それは脳に刻まれた記憶が薄いだけで、なにか私の芯のところで感覚として残っているものがある。

記憶ではなく、〈体憶〉とでもいうべきものだ。満州国建国の年に生まれた、という記憶ならざる〈体憶〉が存在する。五・一五から二・二六への時代の刻印が幼児の身体に刻まれて残っていると言えば、人は笑うだろう。

しかし、当時〈支那事変〉と呼ばれた中国との戦争になだれ込んでいく時代の空気は、子供の私に皮膚感覚として火傷《やけど》の跡のように残っているのだ。時代の気配が体にしみこんでいるのだ。

いま私が感じる時代の気配は、どこか昭和ヒトケタ時代のそれと似通っているような気がするのである。

歴史は同じ結果をくり返すことはない。しかし共通のプロセスをたどることは少くない。

はっきり言って、いまの時代に昭和の一時期の空気と共通のものを感じるのだ。

いまのメディアには笑いが充満している。「国」という存在を、いやでも皮膚で感じないわけにはいかない。

思えば戦後はじめて私たちは「国」という言葉の重さを体感しつつあると言っていいのだろう。世界のそれぞれの場所でそうだ。「国」のリアルな重圧が、体にもひしひしと伝わってくる今だ。

激しく変わる〝世界の気圧〟

私の偏頭痛のきっかけが気圧に関係していたことについて、あらためて考える。よく低気圧のときに具合いが悪い、という話を聞くが、それは誤解ではないかと思う。

高気圧のときに活気があって、低気圧になると体調が低下するとは私は考えない。体験的にそれに気づいたのは、40代の初めの頃である。

結論から言ってしまえば、人の体は高気圧であれ低気圧であれ、しばらくするとそれに順応するフレキシビリティーをもっている。ずっと1週間ほど低気圧の日々が続いたならば、体はそれにおのずと対応するものなのだ。

問題は、高気圧から低気圧へ変わる、その変わり目のカーブの所が厄介なのである。

グラフに描けば、フラットな線が、ぐっと崖から落ちるように下降に転じだす、曲がり角のところが体調にダメージをあたえるのだ。

その下降の気配を感じて、それなりの準備というか、対応を考えるようになって、私の持病であった偏頭痛はパスできるようになってきたのである。

「いまは全く大丈夫だ」

と、医師の友人に自慢したら、

「それは歳をとって血管が硬化したせいだろう。気圧の変化に応じて柔軟に拡張したり収縮したりするフレキシビリティーが失われただけのことさ」

と笑われたが、たしかにそうなのかもしれない。筋肉収縮型の頭痛と血管拡張型の頭痛の両方とも、体質の柔軟さと関係があるからだ。

問題は今、である。

世界の気圧、という言い方はおかしいが、あえて言うなら世界の気圧は、いま急激に低気圧に変化しようとしている。吹く風にもなんとなくただならぬ気配があるし、雲の動きもあやしい。

多少の変動はあっても、これまでそこそこフラットだった世界気圧の線が、いま急激に崖下へ転落するように下降しはじめているようだ。

ミャンマーも、新疆《しんきょう》ウイグルも、アフガニスタンも、台湾海峡も、ウクライナも、中東も、アメリカも、そしてわが国も、みな同時に気圧変動の気配が感じられるのは、高齢者の体調の低下のせいだけだろうか。

きょうは何度となく雷が鳴った。雲の動きもあやしい。忘れていた偏頭痛が再発しなければいいが、と不安を抱きつつこの原稿を書いている。

Ⅲ　古い老人像からの解放

「第三世代」の誕生と成長

かつて「ジャパン　アズ　ナンバーワン！」と世界に喧伝《けんでん》された時代があった。

また、高度成長の夢に国民が酔った季節もあった。

あれから五十有余年、いま世界のランキングで、わが国がトップを走るものは何か。

さがせば色々あるだろう。しかし、はっきりと判りやすい数字をあげれば、国民の高齢化にとどめをさす。

厚生労働省の数字を信用すれば、２０２２年秋現在、全国で１００歳以上の人数は九万五百数十人。

なんと52年間連続で最高記録を更新したという。この10年間で高齢者が１・８

倍に激増したのだ。

　さらに今年中に１００歳に達する人数は、なんと４万５０００人をオーバーすることになるらしい。

　それだけではない。65歳以上の人口が現在、約３６２１万人。これは国民の30パーセントに迫る数字である。不肖、私もその一人だ。

　見事に世界２００カ国で、誉れある高齢化率ナンバーワンを獲得したことになる。２位がイタリア、３位フィンランド。

「ジャパン　アズ　ナンバーワン！」はいまたしかに復活した。世界に冠たる高齢者大国として。

「団塊の世代」という言葉も、今はほとんど聞かなくなった。それは一九四七〜四九年のベビーブーム時代に生まれた巨大グループのことである。

その世代がいま雪崩《なだれ》を打って高齢化しつつあるのだ。70歳代から80歳にかけての世代がそうである。

これまでいやというほど高齢化の問題は論じられてきた。しかし、「オオカミがくる！」と叫ぶ少年の声は本当だった。

国民の高齢化がいいとか悪いとかいう話ではない。ただ、ありのままに目の前にゴロリと横たわっている事実である。

私たちは覚悟しなければならない。日本人は老いた国民なのだ。今後はさらにその傾向は激化していくだろう。

人が老いるということはどういうことか。国民の3分の1が高齢者である社会とは、どのようなものであるのか。

「ヒトはなぜ死ぬのか」に関心が集まった時代があった。いまは逆である。「多くのヒトはなぜ死なないのか」が問われているのである。

私自身はすでにピカピカの高齢者だ。

ヌーベルヴァーグの旗手だったジャン＝リュック・ゴダールは、私より2歳上の一九三〇年生まれの高齢者だった。彼は先ごろ、みずから死を選んだと伝えられている。

老いの問題は、これまでと全くちがった視線で眺められなくてはならない。高齢化率30パーセント超の現実が、いま目の前に迫っているのである。

「第三世代」というのは、私が勝手に名付けた高齢者層の呼び名である。

「第一世代」が、子供と20代の若者たちの層。

「第二世代」が、壮年期の生産労働人口だ。働き盛りの30代から60代前半までくらいのグループ。

いま高齢者と呼ばれる65歳以上の世代を「第三世代」とする。いわゆる高齢者層である。

１００歳以上のセンテナリアンは別枠だ。とりあえず問題は、この「第三世代」である。

65歳以上の「第三世代」の比率が、この国の30パーセントを占めるのは、もう指呼《しこ》の間《かん》だろう。

いま企業で現役として働いているのは、「第二世代」が中心だ。その多くが60歳で定年に達し、その後は再雇用されて65歳ぐらいまで働く。

そのあと「第三世代」に属することとなるのが普通のコースだ。

「第三世代」にもいろいろある。十分な資産をたくわえて、悠々自適の生活をエンジョイできる人が大多数であればいいが、実態はそうはいかない。ことにフリーランサーのアーチスト、技術者、が大変だ。非正規ワーカーはことに厳しい。最近、結婚相手を求める女性たちが、２階建て、３階建ての恩給、年金、その他をマークするのは、その点を考慮に入れてのことだろう。

人生五十年、といった時代は、完全に過去のものとなった。これからは誰もが「第三世代」に加わる未来を予想しなければならないのだ。

第一世代、第二世代が激減して、「第三世代」が激増すれば、社会保障の原資が不足することになることは、小学生にでもわかる話だろう。

つい先ごろまでは、高齢者の「死」が大きな問題だった。いまでも自宅でみとられるか、病院や施設で死ぬかは論議の的である。

しかし、問題は「死」ではない。「死ぬまで生きる」ことだ。

死ぬのはそれほど難しいことではない。最近は「老衰」という表現が多く使われるようになった。

問題は「老衰」で世を去るまで「生きる」ことである。「第三世代」にとっては、「終活」や「死後」よりも「生存」が問題になる時代がやってきたのだ。

死ぬまでをどう生きるか

全国紙の人生相談などを見ていると、高齢化した親の面倒を家族がどこまでみる義務があるのか、といった相談が目につく。

現代の宗教が死後の世界をあまり問題にしなくなったのも、時代の趨勢《すうせい》だろう。死んだ後のことより、いま生きることが大変だからである。

昔、『生きるヒント』という本を書いたことがあった。何種類かの文庫にもなり、当時はいささかの注目を集めたものである。

その後、といっても二、三十年前のことだが、にわかに「死」について書くようになった。「死」についてのシンポジウムに出たり、死をテーマにテレビ・ラジオなどで語ったこともあった。「死」に関するインタヴューや対談などもした。

いまはどうか。

「生きる」「死ぬ」ことに関して意見を求められることは相変わらずだが、「死」そのものに関しての考察よりも、「死ぬこと」についてのメディアの要求が多い。「死」ではなく、「死ぬこと」が注目されている。

「文藝春秋」本誌で、『うらやましい死に方』の第3シリーズが企画されているのもそうだ。「死ぬこと」というのは、「死」そのものへのアプローチではない。

「生きることを終える」、または「卒業する」行為なのである。

「死」の瞬間まで人は「生きる」のだ。「死ぬこと」とは、要するに「生きる」ことを締めくくる行為であって、「死」そのものではない。それは「生きる」ことの一部であり、その終りの仕事なのである。

「うらやましい死にかた」とは、「生きる」ことの最後の行為であると言っていい。

私がいう「第三世代」にとって、「死」は問題ではない。「死」の瞬間まで「生きる」のだから。

もし人生を3幕の芝居にたとえるならば、第3幕の終りは劇の終りを意味する。幕が降りるのは、劇の終りであって、そこまでが芝居である。要するに「死」は「生」の一部として考えられるのが自然だろう。

人が数十年にわたって生きる期間のなかで、65歳あたりから１００歳までの期間は、特別な時期である。

一般にその時期は「老化」と呼ばれる。老いていくシーズンであって、後もどりはできない。急斜面であるか、ゆるやかな下り坂であるかは様々だが、それは「老い」の過程にある時間の流れである。

人はすべて「老い」を迎える。それを避けて生きることはできない。「死」とは、その「老い」の終点であり、「死」もまた「老い」の一部と考えられるのではあるまいか。

いま、「死」を論ずるより「老い」について多く語られることが多いのは、そういうことだろう。

「老生観」の確立が急務

死を老いの一部と考える。すなわち死という固定した視点ではなく、動的な現象としてとらえるのだ。そこから「死去」よりも「老化」に重点をおく発想が現れてくるだろう。

最近、世を去った人々の死因に「老衰」という表現がしきりに使われるようになった。かつて医師たちは、この「老衰」という死因の記載を避ける傾向があったという。はっきりした病名をつけろというわけだ。しかし、老化の果ての結果として死が想定されるとすれば、死はなにも最終到着点ではない。変化していく生命の過程、そして老いの一部と考えることができるだろう。

その結果、人間の死を論ずるのではなく、「老い」に重点をおく人間観が、次第に大きくなってくるのではあるまいか。「死生観」ではなく、「老生観」がクローズアップされてくるのだ。

これまで「老い」に関する考察や分析、また老いる思想、哲学などは数限りなくあった。

だが、「死生観」より「老生観」の確立こそ、目下の急務ではないだろうか。

「第三世代」がまもなく30パーセントを超え、40パーセント、50パーセントを占めることを、誰が想像しただろうか。冗談ではなく65歳以後の人生観が問われる時がきたのだ。

「子は宝」から「若者の力」へ。そして「老い」こそ人間の最盛期であると考えるような時代がやってくるだろうと言えば、誰もが失笑するだろう。

しかし、これは冗談ではない。最初にあげた数字を冷静に受けとめれば、それがやがてきたるべき社会の実体であることをいやでも受け入れざるをえないはずだ。

しかしいま現在、私たちの世界には、確固たる「老生学」は存在しない。精々が老いを楽しむ、といった程度の提案がなされているだけである。

65歳から１００歳プラスまでの時間。その時間をこそ人生の中核であると考える時代がいま目前に迫っていると言っていい。

私たちはまだ「第三世代」の生き方に対する確固たる視点を持ってはいない。人生の「お釣り」ぐらいにしか考えていないのだ。

座して死を待つ「明鏡止水」の世界などくそ食らえである。「第一世代」は赤ん坊、「第二世代」は成長期、「第三世代」こそ人生のクライマックスである、といった視点が求められている。そして私たちは、まだ、その世界に関して、ほとんど何の観点も持ってはいないと言っていいのだ。

「死」よりも「老」のほうが問題だ、といえば、そんなことはない、と批判もあるだろう。

しかし、「死」のあとは浄土か地獄かは別として、私たちには察することのできない世界である。

なにしろ帰ってきて報告してくれる人がいないわけだから、想像と信心の世界なのだ。

いま私たちが真剣に対峙しなければならないのは、「生きる」ことである。

それも「老い」をどう生きるかが問題なのだ。

若い世代との「生と死」問答

「宗教は死後の世界のことを問題にするんじゃないんですか」

と、たずねる若い人がいる。

「そうじゃないと思うよ」

「だったら政治と同じことじゃないですか」

彼は「死」を問うのが宗教で、「生」を問題にするのは政治だと決めこんでいるのだろう。

「でも――」

「きみも65歳を過ぎれば、そのことが実感できるだろう。まだ第二世代だからね」

「第三世代、という概念が、ぼくにはちょっと摑めないんだけど」

と、30歳まで後2年の彼は口を尖《とが》らせて言う。

「老いというのは、生が崩れていく過程なんじゃないんですか。失礼ですけど」

「いや、ちがうと思う。たとえばボケることもそうだけど」

「ボケるのは悲劇ですね」

「いや、喜劇かもしれない。喜劇のほうが悲劇よりも深いものがあるとは思わないのかい」

「思いません」

と、彼はキッパリと答えた。

「ぼくは人間はボケたらおしまいだと思います」

「それは間違いだ。逆にボケることで見えてくる世界があると思うよ」

「どうですかね」

と、彼は相変わらず懐疑的だ。

「ぼくは、70歳まで生きる気なんかないです」

「それは勝手だ。でも、それ以上の世代を無視するのはまちがいだと思うよ」

「やがて年寄りのほうが多い世の中に本当になるんでしょうか」

「人口論ではそうなる。人口論というのは、学問のうちで最も誤ることの少い学問だときいたことがあるからね」

と、世代間のギャップはどこまでも平行線をたどる。

新老人がやってきた

かつて、「新人類」という言葉がもてはやされたことがあった。たぶん一九八〇年代後半に登場した新語だろう。これまでと全然ちがう発想と価値観をもつ新しい世代を、揶揄的にそう呼んだのが流行語として定着したのだ。

「百年人生」という使い古された言葉も、ルーツをたどれば意外に古いことに気づく。

ザ・フォーク・クルセダーズが登場したのが一九六五年。「おらは死んじまっただ」と、はしだのりひこの歌声が日本全国に響きわたった時代である。そして、私が作詞した『青年は荒野をめざす』のカプリング曲が『百まで生きよう』（作詞・北山修／作曲・加藤和彦）という歌だった。

こちらはあまり話題にならなかったが、歌が時代を先取りするというのは本当だ。いまや「百年人生」は願望ではなくて、目前の現実として私たちの前に立ちはだかっているのだから。「70の壁」「80の壁」どころではない。高齢化の波は、津波のように社会に押し寄せてきつつあるのだ。

これまで「老いの哲学」や「高齢者の生きかた」については、さまざまに語られてきた。しかし、それらは例外的な存在として、高齢者が現実社会に身を寄せる智恵としての発想にもとづく処世術がほとんどだった。

しかし、いま私たちは大きな転換点に立っていると私は思うのだ。

高齢者は社会の余計者、例外者ではない。むしろ今後は社会の中核をなす大きな存在である。子供や孫たちに囲まれて、社会の厚意にすがり、保護のもとに控え目に生きる集団ではない。

体力だけでいうなら、人間は他の動物に劣るだろう。人間の自立は精神的内容にもとづく。蓄積された経験と知識、苦難をのりこえてきた気力と覚悟。そして自利を超えた他利の感情。

それらが成熟するのは、人生の後半期だ。年齢でいえば50歳を過ぎてからの時代だろう。いわゆる社会人が生存競争と子育ての重荷を超えた定年後の世代である。

この世代を何と呼ぶか。「老人」「高齢者」その他、社会的弱者のように扱うのは間違いだと私は思う。

65歳から１００歳プラスまでの世代は、たしかに老人だ。しかし、明治、大正、昭和の時代の老人と今の老人はちがう。体力、気力、その他の分野でもそうだ。

私はこの世代を「新人類」と同じように、「新老人」と呼ぶ。それは21世紀に生まれた新しい人類なのだから。

年甲斐もない老人でいい

「新人類」という語を辞書で引いてみる。

「従来なかった新しい感性や価値観を持つ若い世代を異人種のようにいう語」というのが『広辞苑』だ。「異人種のようにいう」という表現に当時の社会的風圧が感じられて面白い。つまり世間からは、なんとなく白眼視されているというか、煙ったい存在として見られていたのだろう。

礼儀を知らない、常識がない、ルールを無視する、などなど、世間の良識からはずれた若者たちを顰蹙《ひんしゅく》しながら受け入れざるをえない大人社会の戸惑いが「新」という語にこめられているようだ。

五〇年代の「太陽族」などという若者たちも、「新人類」のはしりだったといえるだろう。

『新明解国語辞典』によると、もっと手厳しい。

「(旧世代から見て) 価値観や感性が全く異なり、同じ人間とは思われない新世代の若者を指す称」

同じ人間とは思われない、とは正直すぎて笑える言い方だ。要するに「新人類」とは、迷惑で目ざわりな存在として見られていたのだろう。

では、「新老人」というのはどうか。「新」という文字がつくからには、「旧」からは余り良く思われないだろうことは想像がつく。あえていえば、

「これまでの老人像とは、価値観や感性が全く異なり、同じ人間とは思われない新世代の老人たち」

とでもいえようか。

いずれにしても、従来の老人のイメージとはあまり似ていない新世代の老人たちのことである。

「年甲斐もない」

と、見られることは当然だ。「人生五十年」の時代の老人とは訳がちがう。ここでいちいち統計上の数字をあげて高齢社会の到来を語るのは無駄である。そんなことをしなくても、世の中に高齢者が増えつつあることは、誰でもが肌で感じることだろう。

例外はあっても、私たちは人生の後半期をいやでも生きなければならない。50歳は折り返し地点である。

人生という野球は、九回では終らない。延長十回まで一人で投げ抜かねばならないのだから。

饒舌は金なり

以前、大型バイクで深夜の街を疾走する老人の話を小説に書いたことがある。それはある意味で、当時の私の「夢」でもあった。

私は比較的早くに運転免許を返納したが、そのことを後悔する気持ちがないわけではない。

かつてフィンランドのヘルシンキを訪れた際に、延々と続く古い車種のパレードを見た。懐しい車に胸が熱くなる気持ちをおぼえ、それを嬉しそうに運転している老人にジェラシーを感じたものだった。

私は90の壁をこえたとき、もしできることならいちど、昔のスカイライン20

００ＧＴ－Ｂタイプで走ってみたいと思ったものだった。

そういう老人を「年甲斐もなく」などと笑ってはいけない。

たとえ実際にハンドルを握らなくても、車の運転免許を持っていることが大事なのだ。

いったん緩急《かんきゅう》あれば、いつなん時たりとも車ぐらい自分で走らせることができる、という心構えが必要なのである。

私のイメージする「新老人」は、体はそれほど達者でなくてもよい。仮りに車椅子を使っていても「新老人」たる資格はある。大事なのは、「口が達者である」ということだ。「饒舌《じょうぜつ》は金」。「新老人」はすべからく口舌《こうぜつ》の徒でなければならない。

もちろん相手の話を聞くことも大事だろう。

しかし「一を聞けば二を語る」くらいの気構えでないと、いまの時代は埋没するしかない。

「うるさいジジイだ」

と、煙たがられても、堂々と主張すべきことは言うことが大事だ。

そのためには、ちゃんとした主張がなければならない。主張を持つためには、新しいことも古いことも、十分な情報量が必要だ。新聞も雑誌も、テレビ・ラジオも、さらにＳＮＳもこまめに接触し、本でもできるだけ読む。話題の新刊から古典まで、ひまさえあれば活字に触れることが望ましい。

昔の記憶はできるだけ再生し、人に話す。いまはジャーナリズムもほとんど取りあげようとしない古い出来事のデータを、しっかり頭に叩きこんでおく。

一九五二年、昭和27年といえば、サンフランシスコ平和条約発効の年だが、そんなことより、5月1日の「皇居前広場、血のメーデー事件」などのほうが大事な話題だろう。

旧来の老人像を手放す

「新老人」とは、どういう世代か。

かつての「新人類」と同じように、ある抵抗感を社会にあたえながら登場する新しいグループである。

それは従来の高齢者、老人のイメージとはまったくちがう集団のことである。

「人生五十年」と称された時代の物差しだと、「年寄り」「高齢者」「老人層」と称された世代の人びとの未来の姿だ。

「新老人」は旧来の「老人」とはちがう。

ご隠居さんでもなければ、単なる扶養家族でもない。子供や孫たちの世話になるのではなく、貧しくとも経済的にも、生活的にも自立した高齢者が目標である。

受ける権利のある国の保護は、可能な限り活用しつつ自立した生活を試みる。

病気やその他の個人的事情は、当然それに応じた配慮が必要だが、理想をいえば「３つのＫ」をなんとか確立したい。

「３つのＫ」とは、「健康」「経済」「孤独」のそれぞれの頭文字からとったキーワードである。言いかえれば「KARADA」「KANE」「KOKORO」ということになろうか。

　人は加齢とともに様々な病気に悩まされることになる。それは仕方がない。私自身もいくつもの疾患を抱えてなんとか生きている。しかし、それらを抱えつつ生きる覚悟が定まらなくては「新老人」の資格はない。人はさまざまな病いと共に生きる存在であると受け入れて我慢するしかないのである。

ドイツから帰国した友人に聞いたのだが、欧米その他の国では、成人に達した子供たちは家を出て自立するのが当り前だという。

息子や嫁、そして子や孫などに囲まれて楽しく日々を過ごすことを無二の歓びとされるかたはそれでよい。しかし「新老人」とは自立して生きる高齢者の謂《いい》である。成人した子供や孫たちと離れて暮らし、ときどき訪れる交歓の機会を楽しみに待つ、というのが「新老人」のスタイルだ。むしろ血縁以外の他者とのつながりを大事にする。

「さびしい話だな」

と、その意見を聞いた友人の一人が言った。

「老人の楽しみは一族郎党に囲まれて楽しく過ごす時間にこそあるんじゃないか」

「それだけとは限らないだろう」

と、私は応じた。

すべての高齢者に「新老人」になろうとすすめているわけではない。そういう老人がいてもいいではないか、と言っているだけだ。死ぬまで自分にこだわりつつ生きる、という希望を捨てたくないからである。

「遊行期」からのヒント

かなり前に『林住期《りんじゅうき》』という本を書いて、そこそこ話題になったことがある。

いわゆる人生を4つに区切って考えるインドの発想である。

「学生期《がくしょうき》」にはじまって、「家住期《かじゅうき》」、「林住期」、そして最後に「遊行期《ゆぎょうき》」と続く。

「学生期」というのは、必ずしも学生時代ということではない。人生の準備期間、世に出る前のトレーニングの時間だ。

「家住期」というのは盛年の時期。家でゴロゴロしているわけではなく、仕事についで家庭を持ち、一家の柱として社会的存在となる時代のことである。

リタイアしたのちの時期が、林住期。

本来なら悠々自適の初老期だが、いまはのんびり林に住んで好きなことをしているわけにもいかないだろう。

そのあとの最終期が「遊行期」である。70の壁、80の壁というのがこの季節だ。

遊行というのは、本来、宗教的な修行の一つである。雲水などが旅をしながら悟りを求めて放浪するイメージだ。

インドでは死を目前にした高齢者が、ガンジス河での往生をめざして死出《しで》の旅にでる風習があるらしいが、要するに死を模索する時期と言っていいだろう。

かつては「林住期」に世の中の関心が集まった時代があった。いまはどうやら「林住期」よりも「遊行期」のほうが注目されているような感じがする。

戦後七十余年の歴史は、この４つの季節を通過してきた感じがするのだが。

人生の４番目の季節、「遊行期《ゆぎょうき》」という文字を、つらつら眺めて考える。

「遊行」とは本来、宗教的な言葉である。棲《す》み家を離れて、杖1本の旅に出る。漂泊の日々のなかに悟りを求めようとする修行の旅である。しかしそれは宗教家の仕事だ。

一般人なら違う「遊行」があってよい。ガンジス河のほとりに死に場所を求めるのは、そんな人々の願望である。

しかし、遊行と修行はちがう。

「林住期」を過ぎた人間にとって、次の季節である「遊行期」とは、決して修行ではあるまい。すでに生の持ち時間が切れかかっているのだ。年齢でいえば、80の壁を超えた時期である。あとは迫りくる死を迎えて、残り時間をどう生きるか、だろう。

「遊行期」

この言葉を一切の先入観や宗教色抜きでみつめてみる。「遊」は遊ぶ、だ。「行」はおこなう、だ。

修行などという文句は忘れて、「遊行」とは「遊ぶこと」と考える。一切のしがらみを忘れて「遊ぶ」。「行」を修行と考えるからややこしくなるのだ。「行」は「おこなう」「やる」。それが本来の意味だろう。

すなわち「遊行」とは、自由勝手に「遊ぶこと」である。

こう考えれば、厄介な思い入れから解放されるはずだ。すなわち、「遊行期」とは、好きなことをして、「遊ぶ」時期なのではないか。

「学生期」は学ぶ季節である。

「家住期」は働く時期だ。

「林住期」は休息し、思索する日々。

そして、待望の「遊行期」。それは死に場所を求めてさまよう季節ではない。

文字通り「遊ぶ」時期なのだ。「遊行期」とは、自由に遊び歩くための季節である。

「遊ぶったって、先立つものがなくてはどうしようもないじゃないか」

と、ぶつぶつぼやく声がきこえる。

そんなことはない。食えなければ、断食《だんじき》という遊びもある。

「遊行期」は常識的に考えて、やはり80歳をこえたあたりからの時期だろう。この世代は、いまの世の中に決して少くはないのだ。

「遊行期」は、人が解放されるべき季節である。極端なことを言えば、病とも死とも遊ぶことのできる時期なのだ。

80歳を過ぎたら遊ぶ。そこから始まる時間がある。

大人の「遊ぶ」とは何か

「われと来て　遊べや親のない雀《すずめ》」

簡素な暮しのなかでも、遊ぼうと思えばスズメとでも遊ぶことができるのだ。

私はこの2、3年、朝に近くの公園の人気《ひとけ》のない道を15分ほど歩くことにしている。

一日、外に出ない日でも、せめてこれくらいは歩かなければ、と思うからである。その散策の途中、森の中の道で、いろんな鳥たちに出会う。

いちばん多いのがカラスだ。その次が鳩。少数だが雀たちもやってくる。

私が杖をついて歩く小径《こみち》の前後左右に、そんな鳥たちが群れて餌をついばんでいる。

私が近づくと、以前は5、6メートル接近したところでパッと飛びあがって散っていくのが常だった。

しかし、最近は彼や彼女らの態度がちがってきた。私が接近しても逃げないのだ。道を左右にあけるように動いて、平気で地上に群れている。杖をついてよたよた歩く私に慣れてきたのだろうか。いや、そうではあるまい。要は、私が彼らを意識しなくなったことではないかと思う。

雀だろうがカラスだろうが、周囲の雑草や樹々と同じように、まったく無視して歩く。すると鳥たちも、こちらを意識しなくなる。この人間は自分たちに害を加える気がないし、そもそも気にもとめていないのだ、ということが鳥たちに伝わるのではあるまいか。

私の歩みをちょっとよけるだけで、足もとに群れて勝手に地面をあさっている。

害心《がいしん》を持たぬ、というだけでは駄目なのだ。そもそも彼ら鳥たちの存在を、草や樹や石ころと同様に全く意識しないことがキモである。

そのためには、自分そのものが道に転がる石や、風に揺れる雑草にならなければならない。自然のなかの一部として、そこに存在しているものと化すことが肝要なのだ。

自分自身が雀になり、カラスになり、雑草になれたとき、鳥たちは私を拒絶しなくなるのである。

雀と遊ぶ、というのも、そんな境地なのではあるまいか。足の爪を切る、それも遊びである。痛む足腰をさする、それも遊びだ。金をつかい、動き回るだけが遊びではない。

遊行期《ゆぎょうき》というのは、生きることすべてが遊びならざるものはなし、という時期のことなのだと思いたい。

ピンピン・ソロリの夢

このところ老衰による死が激増しているらしい。

昔は死亡原因を「老衰」と書くのは医者としてははばかられる事だったという話は前にも書いた。もっともらしい死因、病名を無理してでもつけたのだろう。

しかし、老衰という死に方は決して悪くない。それどころか望ましい未来の死は、老衰死ではないかと私は思う。

もっとも老衰の「衰」の字が、なんとなく気に入らない感じはある。

「老折《ろうせつ》」とか「老世《ろうせい》」とか、せめて「老逝《ろうせい》」ぐらいにしたらどうか。

かつて「ピンピン・コロリ」という言葉が流行ったことがあった。長患いをせずに、ストンと世を去るのが理想とされたのだ。脳卒中とか心臓麻痺とか、いわゆる突然死のたぐいである。

しかし、実際にはこれも周囲には迷惑な話だ。本人も後始末もせずに逝くのはいろいろ困ることもあるのではないか。

前日まで明かるく振舞っていて、翌朝、家族が起きたら亡くなっていた、と言うのもなんとなく辛い。

私の理想とする去り方は、1週間ほどなんとなく病床にいて、その後、静かに往生することである。それも終末期医療などと大騒ぎするのでなく、穏やかに息を引きとりたいものだ。

言うなれば、「ピンピン・ソロリ」である。

昔、私のところで一緒にいたパピーという老犬は、晩年、足がふらついたり、餌を食べる元気がないみたいだと思っているうちに、ある朝、バスルームのタイルの上に静かに横たわって息絶えていた。あれは大往生だったと思う。

しかし、問題は末期の痛みである。病気によっては耐えがたい痛みを体験しなければならない。ペイン・クリニックなどと言っても、はたして末期の苦痛を完全にケアできるものだろうか。

私の知人に、母を辛いみとり方をした人がいる。最後の最後まで全身の苦痛にさいなまれつつ逝ったという。自分がかわってその痛みを引き受けられるものなら、と祈ってもかなわなかったそうだ。本人も辛いが、見送るほうも辛い。

一生を生きるのは大変なことである。人生はきびしいものだ。それを耐えて生き抜いた者が、なぜ世を去る時にまで痛まなければならないのか。医学は人の痛みをなくすためのものだ。のたうち回って死ぬのは間違っている。

「この世は苦の世界である」

仏教はそこにどう生きるかを教える道としてスタートした。

人生五十年といえども大変だ。まして百年生きるとなれば、想像を絶する。しかも成長期、安定期を過ぎてからの五十年である。

体力、気力の劣化のなかで、私たちはさらに長い道のりを歩かなければならない。

その結果として何が待っているのか。「よく生きたね」と、肩を叩かれて、労をねぎらってもらうのが当然だろう。

ところが現実は、それと真逆の苦しみの連続である。加齢による病、老後の生活不安、そして先に待ちかまえている死後への恐怖。

さまざまな困難が大手を広げて待ちかまえているのが私たちの老後だと言って

いい。

問題はさらにその後だ。けなげにも一生を生き切って世を去るとき、本当なら「よくやった」と肩を叩かれ、はげまされるのが筋だろう。しかし、現実はその反対だ。少数の幸運者を除いて、私たちは普通、苦しみの中で世を去らねばならない。それがどのような死であっても、痛みを全く感じない死は、希有の幸運である。

先にも述べたように、激しい苦痛の中で、のたうち回って世を去る人々は決して少くない。たとえモルヒネを思い切って多量に投与したとしても、安らかな死がえられるとは限らないのだ。

死ぬならガンがいい、という話をよく耳にする。しかしガン死であっても穏やかな死ではない。そもそも現代の医学そのものが、患者の痛みについて無関心なのである。

前にも書いたように、私は医学の最大の目的は、人びとを苦痛から解放することだと思っている。余命をのばすことが目的ではないのだ。

これほど先端医療が発達した現在、なお苦痛にさいなまれつつ世を去る人びとがいることは、非人道的と言ってもいいだろう。

最新のペイン・クリニックの発達についての情報はしばしば目にするところだ。しかし、現に痛みを抱えて生きる人びとが何千万人といるからこそ、連日、新聞にクスリの大広告があれほど目を引くのではないか。

死は人生の御褒美でなければならない。泣きながら生まれてきた人間には、笑顔で穏やかに世を去る権利がある。死の哲学や悟りを語るより先に、痛みを軽くすることを考えるべきだろう。それに関して、ふと思い返すことがある。

望むのは苦痛なき終末

かつて満州国や台湾では、一時、阿片《アヘン》を専売化して植民地経営の財政的土台とした。

古い中国や満州には、阿片窟《あへんくつ》と呼ばれる店があった。昼なお暗い一室に、老人たちが横たわって終日、阿片を吸引する場所である。

貧しい労働者層は薬店でモルヒネを買い、街路の隅でそれを使った。

阿片を使用するために結構厄介な手順が必要だった。阿片窟には超高級店と普通の店とがあり、それぞれの階級によってユーザーが異なる店に出入りした。

煙の立ちこめる暗い部屋に生ける軀《むくろ》のように横たわり、終日、うつらうつらと煙の中で過ごす。やがて食欲も失せ、意識ももうろうとなって息絶えていくのである。

あれはあれで中国五千年の歴史の中から生まれたペイン・クリニックだったのではないかと思う時がある。

阿片の夢に酔っている時には、老婆でさえも絶世の美女のごとくに感じられるらしい。少くともそこには、苦痛でのたうちまわりながら死を迎えるのとは違うシーンがあった。

世を去る時ぐらいは、穏やかに果てたい、と思わぬ者がいるだろうか。ピンピン・コロリへの願望は、苦痛をともなわない死への強い希望なのではあるまいか。

延命治療よりも大事なのは、苦痛なき終末を用意することだろう。繰り返して言うが、痛みは罰である。罪なき者も、罪ある者も、世を去る時ぐらいは微笑して往きたい。ガンを治療して延命するよりも、穏やかにひっそりと人生の終末を迎えたいと思うのは、私だけだろうか。

宇宙を制覇し、生命の神秘をもとき明かす時代に、なぜ古典的な痛み、苦痛を、完全にとり除く医療が存在しないのだろう。

痛みにさいなまれつつ1年余計に生きるよりも、1週間の命でもいいから楽に、穏やかに死を迎えたいものだ。

骨のガンで、全身五十数カ所が自然骨折した患者さんをみとった家族の話を聞いたことがあった。絶えずおそいくる苦しみに、絶叫しつつ亡くなっていく姿を見た家族の気持ちは、察するに余りあるものがある。

痛みは悪である。心の痛みも大変だが、フィジカルな苦痛は死を許容する精神さえも打ち砕く。医学は全力をあげて終末期の痛みに対処すべきではないのか。

〝人生二回説〟もあらためて考える

昔、あるドクターが人生二回説をとなえて、話題になったことがある。

20代の若いうちに、うんと年上の女性と結婚する。ある程度の経済力のあるキャリアウーマンが望ましい。

そして、やがてその人が逝ったら、こんどは経済力のある高齢者として若い女性と結婚する。

やがて年上の男が先に死ぬだろうから、残された未亡人は男の財産を相続して、こんどはうんと若い男性と結婚すればよい。年の差は20歳以上あってもかまわない。こうして、お互いに若さと経済力をもった異性が交互に結婚するというわけだ。それぞれが欠けているものを、お互いにカバーし合うというプランだった。

この説は悪くないが、人生五十年の時代にしか通用しないだろう。年上の相手が先に逝くとは限らないからである。もしも女性のほうが１００歳まで生きたとしたら、仮りに30歳の年齢差があったとしても、男はすでに70歳だ。そこから20代の若い女性をパートナーにするのは無理がある。

20歳で40代の女性と結婚し、相手が60歳で亡くなる時代なら、残された男はまだ40歳代だから、そこで20代の若い女性と結婚するのはできないわけではない。昔はそれが可能だった。

人生百年時代というのは、さまざまなかたちで人生設計に影響をおよぼすことになる。

こうなると再び「人生二回説」をとなえる人が出てこないとも限らない。

50歳になったら、そこで一度、人生をリセットする。名前も変えて新しくこの世に誕生したことにすればよい。そこからもう一つ別な人生をスタートするというのはどうだろうか。

半分冗談だが、人生を二分割するというのは、あながち馬鹿げた話ではない。要するに、前半と後半をガラリと異なった人生にするのだ。

60歳になってからでは少々スタートがおそすぎる感じがある。50歳なら、新しい人生にチャレンジする精神力も体力もまだ十分だろう。

自分の話で恐縮だが、私自身、50になるかならぬかの年頃に、一度「休筆」というものをした。

仕事を休んで京都で暮らしたのである。一応、2年間のつもりだったが、私がいちばんお世話になった雑誌の編集長から、「流行作家というやつは、一度やめたら戻ってきても椅子はないんだよ」と釘をさされたことがあった。そのときは私も若かったので「もう一度、新人賞に応募しますから」と、偉そうなことを言った記憶がある。

死を明かるく見つめる未来へ

このところ様々な人の訃報に接することが多い。時代の回転扉がゆっくりと回っていくような実感がある。

私たち昭和ヒトケタ世代が去り終ると、その後には、いわゆる「団塊の世代」の大退場が待っている。６００万とも７００万ともいわれる大集団が高齢化し、順ぐりに人生をリタイアしていくのだ。これは壮観だろう。

これからの社会的関心の中心は、まちがいなく「死」の問題だと思われる。つい先ごろまでは「老い」が注目されていた。しかし、百年人生といえども閉幕の時はある。数百万の人びとが雪崩を打って退場していくシーンは、想像するだけでも刺《し》戟《げき》的だ。この国の歴史はじまって以来のスペクタクルではないか。

昔はジイさん、バアさんたちの覚悟は早くからできていた。「後生はお寺さんにおまかせ」などと、気楽にピンピン・コロリを願っていたのだ。

そこには「死後の世界の物語」があった。往生という明確なイメージが共有されていたのである。

しかし、私たち現代人には、死後の世界に対する見通しがない。かつて、「人は死ねば宇宙のゴミになる」といった主張の本がベストセラーになった事があった。

現代人には地獄も極楽も、非科学的な物語りとしか思われない。といって、死んだら宇宙のゴミになるのだ、といった確固たる信念もないから困りものだ。漠然と死を待つほど、不安なものはないだろう。行先がはっきりしていれば、それがたとえどんな所であろうとも覚悟の決めようがある。覚悟して死を迎えるのと、不安のまま死んでいくのとでは、大きな違いがあるのではないか。

先日、書店の平台に、死に関する本が数冊並んでいるのを見た。「死」という事が、必ずしも不吉な問題としてではなく注目されているのだろう。これはこの国がようやく成熟の過程に入ってきたことの証拠ではないか。ルネサンス時代の「メメントモリ」（死を想え）の思想が日常のものとなってきたのだ。

「死」をみつめて生きたのは武士だけではない。昔の庶民大衆も、往生とか成仏とかいった言葉で、死を心に抱きながら暮らしていたのである。

人生百年時代は、それについて考える時間がたっぷりある有難い季節だ。明かるく死を思うことが、これからのテーマだろう。ピンピン・ソロリを期待するのもそのためだ。

〈初出〉

日刊ゲンダイ「流されゆく日々」より

・話は人の為ならず　１１１０９回〜１１１１１回、１１１１３回
・ボケの効用について　１１２２６回〜１１２３０回
・「常識的健康法」のすすめ　１１３５６回〜１１３６５回
・「非常識的健康論」のすすめ　１１３６６回〜１１３６９回
・身体は世界に連動するか　１１４３０回〜１１４３４回
・「新老人」のすすめ　１１４４９回〜１１４５３回
・過ぎゆく夏に思うこと　１１４６０回〜１１４６２回
・理由なき予感について　１１４７７回〜１１４８０回
・第三世代の恐怖と貧困　１１４８１回〜１１４８５回
・私の体験的養生論　１１５３１回〜１１５２４回
・これまでと違う新年　１１５３２回
・『耳順』はアブない？　１１５６４回〜１１５６７回

著者略歴

五木寛之《いつきひろゆき》

一九三二年福岡県生まれ。
戦後、北朝鮮より引き揚げ。
五二年早稲田大学露文科入学。
中退後、PR誌編集者、作詞家、ルポライターなどを経て、
六六年『さらばモスクワ愚連隊』で小説現代新人賞、
六七年『蒼ざめた馬を見よ』で直木賞、
七六年『青春の門 筑豊篇』ほかで吉川英治文学賞を受賞。
著書に『蓮如』『風の王国』『百寺巡礼』など多数。二〇〇二年、第50回菊池寛賞、
一〇年『親鸞』(上)(下)で第64回毎日出版文化賞特別賞を受賞。
累計三〇〇万部超のベストセラー『大河の一滴』中国語版が好評発売中。
近作に「五木寛之 セレクション」「人生のレシピ」シリーズなど。
二〇二二年より日本藝術院会員。

幻冬舎新書 685

シン・養生論

二〇二三年三月三十日 第一刷発行

著者 五木寛之

発行人 見城 徹

編集人 小木田順子

編集者 相馬裕子

発行所 株式会社 幻冬舎

〒一五一-〇〇五一 東京都渋谷区千駄ヶ谷四-九-七

電話 〇三-五四一一-六二一一(編集)

〇三-五四一一-六二二二(営業)

公式HP https://www.gentosha.co.jp/

ブックデザイン 鈴木成一デザイン室

印刷・製本所 中央精版印刷株式会社

Printed in Japan ISBN978-4-344-98687-9 C0295

い-5-8

＊この本に関するご意見・ご感想は、左記アンケートフォームからお寄せください。

https://www.gentosha.co.jp/e/

幻冬舎新書

健康という病

五木寛之

健康という病が、今日本列島を覆っている。溢れる情報の中、専門家の意見は分かれ、私たちは振り回されてばかりだ。どうすればいいのか？　必要なヘルスリテラシーとは？　健康不安が消える新・健康論。

新老人の思想

五木寛之

長寿が無条件に幸せで尊ばれる時代は過ぎた。超・老人大国、日本にこれから必要な思想とは？「若年層に頼らない」「相互扶助は同世代で」「単独死を悲劇としない」等、老人階級の自立と独立を説く衝撃の書。

下山の思想

五木寛之

どんなに深い絶望からも、人は起ち上がらざるを得ない。だが敗戦から登頂を果たした今こそ、実り多き明日への「下山」を思い描くべきではないか。人間と国の新たな姿を示す画期的思想!!

鬱《うつ》の力

五木寛之　香山リカ

迫りくる一億総ウツ時代。うつ病急増、減らない自殺、共同体崩壊など、日本人が直面する心の問題を作家と精神科医が徹底的に語りあう。「鬱」を「明日へのエネルギー」に変える新しい生き方の提案。